南京大学管理学院学术文库/主编　王跃堂

医疗健康组织的绩效管理研究

Research on Performance Management of Medical Health Organizations

吕伟　宋越超　李喆琦　著

南京大学出版社

图书在版编目(CIP)数据

医疗健康组织的绩效管理研究 / 吕伟，宋越超，李喆琦著. — 南京：南京大学出版社，2019.10
(南京大学管理学院学术文库 / 王跃堂主编)
ISBN 978-7-305-22163-7

Ⅰ.①医… Ⅱ.①吕…②宋…③李… Ⅲ.①医药卫生组织机构－经济绩效－管理－研究 Ⅳ.①R197

中国版本图书馆 CIP 数据核字(2019)第 088089 号

出版发行	南京大学出版社
社　　址	南京市汉口路 22 号　　邮　编　210093
出 版 人	金鑫荣

丛 书 名	南京大学管理学院学术文库
书　　名	**医疗健康组织的绩效管理研究**
著　　者	吕　伟　宋越超　李喆琦
责任编辑	皋　岚　束　悦　　　编辑热线　(025)83686308
照　　排	南京南琳图文制作有限公司
印　　刷	南京爱德印刷有限公司
开　　本	718×1000　1/16　印张 13　字数 193 千
版　　次	2019 年 10 月第 1 版　2019 年 10 月第 1 次印刷
ISBN	978-7-305-22163-7
定　　价	60.00 元(精装)
网　　址	http://www.njupco.com
官方微博	http://weibo.com/njupco
官方微信	njupress
销售热线	(025) 83594756

* 版权所有，侵权必究

* 凡购买南大版图书，如有印装质量问题，请与所购
　图书销售部门联系调换

编 委 会

主　　编　王跃堂
副 主 编　刘春林　王全胜
编　　委　贾良定　陈冬华
　　　　　陈　曦　张正堂

总　序

《南京大学管理学院学术文库》(简称《文库》)是由南京大学管理学院组织相关学者撰写的一套管理学丛书。南京大学管理学院从2019年开始,计划每年出版若干部高水平管理学著作,向全社会展现南京大学工商管理学科的最新成果,以期对中国的工商管理理论研究以及企业发展做出应有贡献。

南京大学管理学院目前设有工商管理系、会计学系、营销与电子商务系、人力资源管理学系4个系,同时设有整合全院研究力量的企业战略研究所、人力资源战略研究所、市场研究与咨询中心等研究机构。企业管理于2002年获评为国家重点二级学科;工商管理于2003年获评为江苏省一级学科重点学科,2011年获评为江苏省优势学科(第三期已立项);会计学二级学科于2003年获评为江苏省唯一的会计学省级重点学科。在第四轮学科评估中,管理学为"A"类学科。近年来,管理学院教师在管理理论、人力资源管理、企业战略与组织、技术创新、市场营销、会计学以及财务管理等领域开展了大量有价值的科学研究,在学术界产生了重要影响。2010年以来,学院教师承担了一百多项国家自然科学基金项目,发表了大批高质量的学术成果,获得了32项省部级以上科研或教学奖励。学院拥有国家精品课程4门、精品教材4部,教育部长江学者特聘教授2人,"万人计划"2人,"优青"2人,"新世纪人才"4人,"百千万人才"2人,"马工程"首席专家1人。

由于社会经济活动正在面临巨大的结构变革,进入21世纪的世界经济将会发生质的变化,这对工商管理的理论研究提出了新的挑战。为此,我们非常关注管理理论上的创新,《文库》中也体现了这方面的最新成果。比如,戴万稳老师的著作《危机管理之道》对危机管理的动态复杂性之谜进行探索,并在危机管理理论上形成一定创新。该书系统解析个体和企业已发生和正在发生的危机情境,带领读者以系统思维主动感知和认识自己身边的各种潜在危机信号,反思自己在过去的危机管理过程中的行动,审视自己在当下的危机应对过程中的策略,并针对未来可能出现的各种潜在危机制定和不断完善危机预案。

南京大学管理学院的学科建设不仅注重理论研究,而且更关注如何将研究成果运用于组织实践。《文库》也出版了具有组织实践价值和重要现实意义的研究成果。比如,冯巧根教授的著作《中国管理会计:情境特征与前景展望》对近年来管理会计研究成果进行总结与提炼,通过对管理会计情境特征的研究与探讨,结合中国经济社会转型与科学技术发展的实践,提出对管理会计未来发展的趋势判断及远景展望,为中国特色管理会计理论与方法体系的构建做出了贡献。近年来,互联网、大数据经济的崛起推动我国信息化建设迈向新的台阶,医院信息操作平台(HIS)、办公自动化系统(OA)以及以电子病历为核心建立临床信息系统(包括PACS、LIS、手术麻醉系统等)等的不断开发应用,在一定程度上提高了医院的工作效率和工作质量,并积累了大量有价值的医疗管理数据。吕伟老师的著作《医疗健康组织的绩效管理研究》探讨了如何在互联网技术环境下对医疗健康组织进行绩效管理,并提出基于信息系统按照事前预测、事中控制、事后管理,提供便捷完善的数据服务。

如果说,管理理论与实践的创新是工商管理学科发展的驱动力,那么不能忽视的另一种驱动力则是一些相近学科的发展,特别是经济学、心理学、社会学、数学等学科发展的最新成果都在管理学研究中得到了运用。南京大学管理学院将在未来几年里逐步推出一些具有学科交叉特色的研究成果,为工商管理学科的发展再添助力。

前　言

管理会计（Management Accounting）是集战略、业务、财务为一体的管理工具。管理会计在传统财务会计的核算数据基础上进一步整理并加工，从而实现其分析、控制和评价功能，帮助管理者进行科学决策。管理会计体系的构建能帮助医疗卫生机构提高财务预算、规划决策、控制调节和考核评价的能力，进一步推动"精益医疗"和绩效管理，使医院社会效益和经济效益得到最大化发展。

为推进管理会计体系的全面建设，财政部于2014年发布《关于全面推进管理会计体系建设的指导意见》，指出要"继续深化会计改革，加强管理会计工作"；2016年颁布《管理会计基本指引》，实现了管理会计普遍规律的标准化，为管理会计的发展提供了强有力的制度保障；2017年推出《管理会计应用指引第100号——战略管理》，大力推进医院现代化管理建设。这些指导性文件进一步明确了管理会计的重要性，为我国医疗卫生机构加强管理会计工作提供了具体指导。然而目前我国医疗卫生机构在管理会计的实施方面还有一定的不足。

（一）管理会计目标定位不清晰

目前我国大部分医院管理较为松弛，重业务轻财务现象较为普遍。并且医院管理层大多为卫生专业技术人员，而非专业的财务人员，这导致财务人员在使用专业术语汇报报表时产生沟通理解不到位的情况。目前，大部分医院管理者对管理会计的重要性认识不足，对财务信息并不敏感；同时在财务岗位的设置上，大部分医院目前只有财务核算会计岗位，医院财务科只能行使会计的基本职能，无法发挥其管理控制作用，财务人员的工作也只停留在收费、记账、核算和审计方面。这就造成管理会计开展深度不够，无法为医院领导决策提供更科学专业的建议。

（二）管理会计工具应用较为形式化

管理会计工具方法主要应用于战略管理、预算管理、成本管理、营运管理、投融资管理、绩效管理、风险管理等领域。在预算管理方面，医疗机构主要存在预算编制不全面、不能全员参与、仅限于财务预算等不足；在成本管理方面，医疗机构主要存在对全院的全面成本核算认识不足、成本核算基础条件差及内容不够全面等问题；在绩效管理方面，存在的问题主要是局限于绩效考核，没有有效的奖惩措施，同时大部分医院还未形成科学完整的绩效考核指标体系；在风险管理方面，大部分医院管理人员对风险认识不足，未能进行有效的风险控制措施。

（三）缺乏专业的管理会计人才

管理会计的重要职能有评价、管理、决策、核算等方面，发挥管理会计的重要职能要求财务工作者具有战略的视角、专业的技能和基于业务的判断能力，能够对医院的数据与业务进行综合分析，为实现战略目标提供建议。目前医疗卫生机构缺乏真正从事管理会计工作的人员，对管理会计工作不够重视，非财务专业人员兼任管理会计现象较为普遍。这些兼任者大多缺乏专业的管理会计学知识，对管理会计方法和工具难以掌握。掌握战略规划、成本管理、营运管理、价值管理并将之应用于医院管理的高水平复合型人才的稀缺，成为阻碍医院管理会计发展的绊脚石。

（四）管理会计信息化水平有待进一步提升

互联网、大数据经济的崛起推动我国信息化建设迈向新的台阶，医院信息操作平台（HIS）、办公自动化系统（OA）、用友医疗系统以及以电子病历为核心建立临床信息系统（包括PACS、LIS、手术麻醉系统等）等的不断开发应用,在一定程度上提高了医院的工作效率和工作质量,并积累了大量有价值的医疗管理数据。在管理工作方面,人事系统、资产管理系统、科研管理系统、会计核算系统、成本核算系统、物资管理系统、协同办公系统等也为医院工作者在处理数据信息方面提供了极大便捷。然而,目前医院各个系统数据信息并不能进行有效链接,各个系统相互独立,数据口径不统一,信息资料碎片化,无法给管理会计进行事前预测、事中控制、事后管理提供便捷完整的数据服务。

基于以上提出的不足,我们选取了具有代表性的公立医院、民营医院、卫生服务中心和社区养老服务中心,对管理会计的一个重要分支——绩效管理应用进行研究并提出进一步发展的建议。

本书在吕伟教授带队调研与指导下,由多位研究生撰写完成,系群体合作的智慧结晶。

本书希望通过案例分析的方式增强医疗卫生机构管理人员对管理会计的意识与认识,为广大医疗卫生机构进一步发挥管理会计职能提供一定的借鉴和参考作用。

目 录

第一章　公立医院绩效管理研究
　　——基于H公立医院案例 ·················· 1
　第一节　研究背景 ····························· 1
　第二节　文献回顾 ····························· 3
　　一、绩效管理理论研究 ························· 3
　　二、公立医院绩效管理管理研究 ··················· 4
　第三节　基本理论 ····························· 7
　　一、绩效管理的基本理论 ······················· 7
　　二、绩效考核的工具 ·························· 9
　第四节　国内外公立医院绩效管理现状 ················· 11
　　一、我国公立医院绩效管理的相关概念和政策 ············ 11
　　二、国内外公立医院绩效管理的实践现状 ·············· 13
　第五节　H公立医院的绩效管理案例研究 ················ 18
　　一、医院概况 ····························· 18
　　二、医院绩效管理的现状 ······················· 20
　　三、绩效管理存在的问题和优化方向 ················· 22
　　四、医院绩效管理优化的方案设计 ·················· 25

第二章　卫生服务中心绩效管理研究
　　——基于S卫生服务中心案例 ················ 50
　第一节　研究背景 ····························· 50
　第二节　国内外研究现状 ························· 52
　　一、国内研究现状 ··························· 52
　　二、国外研究现状 ··························· 54

第三节 相关概念与理论 ·· 55
　　一、社区卫生服务中心 ·· 55
　　二、绩效与绩效管理 ·· 59
　　三、平衡计分卡理论 ·· 60
第四节 S 社区卫生服务中心的绩效管理研究 ···················· 65
　　一、社区卫生服务中心的基本情况 ································ 65
　　二、平衡计分卡在 S 社区卫生服务中心绩效管理中的应用 ··· 71

第三章 医疗项目成本核算研究
　　——基于 M 民营医院案例 ·· 90
第一节 研究背景 ··· 90
第二节 文献综述 ··· 91
　　一、时间驱动作业成本法理论研究 ································ 91
　　二、医疗项目成本核算研究 ··· 94
　　三、文献综述 ·· 95
第三节 相关理论 ··· 96
　　一、作业成本法的基本理论 ··· 96
　　二、时间驱动作业成本法的基本理论 ···························· 100
第四节 M 医院的医疗项目成本核算研究 ························· 105
　　一、医院概况 ·· 105
　　二、M 医院成本核算现状 ··· 107
　　三、M 医院医疗项目成本核算存在的问题及原因分析 ······· 112
　　四、时间驱动作业成本法的成本核算框架构建 ················ 115
　　五、时间驱动作业成本法在 M 医院医疗项目成本核算上
　　　　的应用 ·· 122
　　六、推行时间驱动作业成本法的保障措施 ······················ 131

第四章 社区养老服务中心风险管理研究
　　——基于 A 社区养老服务中心案例 ······························ 136
第一节 研究背景 ··· 136

第二节 文献综述 ………………………………………… 137
　一、国外文献综述 ……………………………………… 137
　二、国内文献综述 ……………………………………… 138
第三节 相关概念与理论 ………………………………… 140
　一、社区养老 …………………………………………… 140
　二、风险与风险管理 …………………………………… 141
　三、ERM概述 …………………………………………… 143
第四节 A社区养老服务中心运作流程的风险管理研究 …… 144
　一、A社区养老服务中心风险管理现状分析 ………… 144
　二、运作流程全面风险管理体系构建的基础 ………… 149
　三、A社区养老服务中心全面风险管理体系构建的具体实施
　　 ………………………………………………………… 151

参考文献 …………………………………………………… 176

后　记 ……………………………………………………… 191

第一章　公立医院绩效管理研究
——基于 H 公立医院案例

第一节　研究背景

随着我国医改的进一步深入，政府近几年发布了多项关于公立医院绩效的文件，引导和鼓励公立医院进行绩效考核体制改革。2017 年 1 月，政府发布了《关于开展公立医院薪酬制度改革试点工作的指导意见》。该文件进一步明确了公立医院绩效改革的方向，要求公立医院能够结合医疗行业的特点，建立合适的公立医院薪酬制度，以增加知识价值为导向，要能够体现出医务人员医疗技术的价值。要建立和完善对医务人员的激励和约束机制，其前提就是建立一套科学的绩效工资分配方案，只有这样才能充分地提高医务人员的工作热情。同时还要保证和体现公益性，不断提高医疗服务质量和水平。但是，目前我国政府和专业第三方机构还没有编制和发布关于公立医院绩效管理具体实施规范的文件材料，只有在《医院管理评价指南（2008 版）》中，设置了管理、医疗质量管理与持续改进、安全、服务、绩效五个方面的绩效考核指标，供医院借鉴参考。

公立医院进行绩效管理不仅是在政府的推动下，还有市场对其的影响。随着我国市场的逐渐开放，公立医院面临的市场竞争更加激烈。近几年，民营医院在中国遍地开花，市场占有率也在稳步提升，给公立医院带来很大压力。另外，由于种种原因，目前我国的医疗卫生服务能力和日益增长的医疗卫生服务需求并不匹配，虽然已经取消了药品加成，但是看病难、看病贵的现象仍然存在。医患关系也是最近几年的热门话题，医生和患者的冲突频频发生。医务人员待遇问题讨论更是热度不减。这些都促使公立医院重新审视自己，改变过去陈旧的管理模式，寻求和运用更加科学和有效的医院管理工具和医院管理理念，从而提高医院的管理水平和运营效率。因此，在政府和市场的共同作用下，公立医院绩效管理体制改革刻不容缓。

绩效管理作为医院有效管理的工具，在实现医院战略目标、提升医院绩效水平、有效激励员工、提高员工积极性等方面都起到了十分重要的作用。而公立医院与一般企业也有很大差别，它作为公益二类事业单位，承担着保障人民群众的基本医疗需求、缓解人民群众看病就医困难等使命。因此，公立医院绩效管理在实施时因其公益性、特殊性、指标难以量化等原因面临许多阻力和困难。许多公立医院也意识到了绩效管理的重要性，采取了大量措施，但效果并不显著，存在很多问题。

目前，学术界关于绩效管理的研究更多的还是倾向于企业绩效管理。对于公立医院绩效管理的研究，学者们更多的还是关注绩效考核指标的选取和对医务人员的绩效工资合理分配方式的探索尝试上。从公立医院整体绩效管理层面，目前还没有一套完整、公认的管理机制。

一套科学、系统的绩效管理体系能够帮助公立医院端正目标，加强医院公益性，扭转医院创收倾向，让其成为百姓治疗疾病的基本医疗服务平台。目前许多公立医院由于财政补贴减少、药品加成取消、市场化经营等原因更加重视经济效益，忽视社会效益，实施的绩效管理制度也是建立在以创收为目标上的。这种管理模式虽然能够为医院增加收入，但是违背了政府设立公立医院的初衷，反而加重了群众看病负担，偏离了公益性。更会导致过度医疗、小病大治这些行为出现，恶化医患关系。公立医院构建合理有效的绩效管理体系，在设置绩效考核指标和权重时将社会效益放在核心位置，可以帮助医院树立正确的目标使命，激励员工为实现医院正确目标而努力，回归公立医院公益性本质，减轻患者的看病负担，从而缓和紧张的医患关系。

绩效管理作为公立医院的管理工具，必然能够帮助公立医院提高管理水平和运营效率。随着中国经济和技术的快速发展，我国的医疗技术水平也随之提高，甚至达到国际水平。但是，就医院的管理水平和运营效率来看，我国医院在管理体制上仍然存在许多弊端，与发达国家相比还有很大的差距。现在医院之间的竞争不仅是医疗技术水平的竞争，还是管理水平的比试。构建科学有效的绩效管理体制作为医改的重要工具能够提高一个公立医院的运营效率。充分利用绩效考核结果，运用于人力资源管理中，可以作为职位升降、薪酬发放、培训学习的依据。利用绩效考核结果能够改善和调整绩效计划，进一步提高绩效水平。绩效管理体系的实施需要医院具有完善的成本和预算管理作为依据，能够推动医院提高成本和预算管理水平，实现医疗资源在医院的科学配置。绩效管理还能通过控制相关财务指标促使医院降低成本，提高利润。

第二节 文献回顾

一、绩效管理理论研究

从美国学者 Aubrey Daniels 提出绩效管理至今，绩效管理理论得到了很大的发展。Kaplan 和 Norton(1992)首次提出了平衡计分卡，以公司战略为导向，层层分解，从财务、顾客、内部流程、学习与发展四个维度设计考核内容。Andy 等(2002)设计了绩效棱柱模型图并且阐述了其创新之处以及现实意义。Sahoo 等(2012)认为绩效管理是由许多环节流程组成的一个系统，这些环节包括共同目标的设计，持续的进展回顾，一直保持的沟通与反馈，培训与辅导，员工发展规划以及奖励惩罚等。Palvalin 等(2015)构建了一种新的知识型工作绩效分析工具——SmartWoW 调查问卷，该问卷由工作环境、个人工作实践、工作福利和工作生产率四部分组成。

直到 20 世纪 90 年代，绩效管理才出现在中国。我国的众多学者也结合我国实际情况对绩效管理进行了相关研究，丰富了绩效管理相关理论。付亚和、许玉林(2014)把绩效管理体系看成是一个循环的系统，整个循环包含了五个环节，包括绩效计划，其中包括绩效考核指标的设计，之后是绩效的实施、考核、沟通与反馈，最后是绩效考核结果的使用。张川等(2012)针对实际工作中发现的非财务绩效评价指标失效的现象，分析出目前中国企业在非财务绩效指标考评实施中存在的问题，并且认为这些问题也是现在对非财务绩效指标考评研究面临的挑战。有一部分学者关注绩效管理在事业单位、政府部门的作用。金海江等（2012）研究了国家审计机关对政府绩效管理的重要性、推动途径以及待解决的问题，探讨了审计机关与政府绩效管理之间的关系。常丽（2013）运用公共绩效管理的框架探讨了政府对于财务绩效信息的供给问题，构建了政府部门财务绩效报告的具体内容和途径。刘均刚等（2013）总结了山东审计厅在绩效管理方面的实践情况，介绍了其"3+1"的管理模式，分析其存在的问题和改进措施，也为其他审计机关进行绩效管理提供了新思路。周省时（2013）探讨了政府战略目标的树立和战略绩效管理之间的关系，并且引入了平衡计分卡作为政府绩效管理和战略管理的工具。

还有部分学者结合目前信息网络技术，对绩效管理方法提出了新思路和新途径。徐艳（2016）将大数据运用于人力资源绩效管理中，为目前人力资源绩效管理存在的主观性强、数据挖掘不够深入、决策存在误差等问题提供了新的解决途径。田五星等（2017）对比了KPI和OKR运用于公共部门绩效管理上的优缺点和差异，并且结合了大数据技术运用于公共部门绩效管理的未来发展趋势。谢东明（2012）提出了环境绩效管理的具体实施方法，帮助企业平衡经营目标和生态环境保护的需求。

可以说，无论是国外学者还是国内学者，在绩效管理的基本理论、实施的具体流程、指标设计等方面都进行了深入研究，获得了巨大的成果。并且将绩效管理与大数据等先进技术联系在一起，对绩效管理的方法手段进行了改进。将绩效管理运用到企业以外的对象上，拓展了绩效管理的使用范围。

二、公立医院绩效管理管理研究

从20世纪70年代初开始，一些发达国家的专家和学者就对非营利组织的绩效管理产生了兴趣。我国的公立医院作为政府设立的公益二类事业单位，也属于非营利组织的范畴，也是非营利组织绩效管理研究的一个方面。公立医院绩效管理不仅能够促进医疗行业的发展，还能帮助医院提高医疗服务和质量水平。因此，有关公立医院绩效管理、绩效评价指标的设计以及绩效工具使用的探索成为学者们研究的发展方向。

Windham（1988）从资金的流入、生产运作过程、资金的流出和经营产出四部分设置医院的绩效指标。Hartman(1999)认为无论医院盈亏与否，它的绩效管理都是有作用的，这是因为医院的设立目标就是为了向患者提供所需的医疗服务，并且保证服务水平。Wolf 等(1999)认为组织的绩效是流入，其中包括资金、人员、物资等自有的资源的流入；运行，指的是医院的管理活动、资源的使用效率等；最后是流出，指的是医院在最后得到的结果的总和。

在医院绩效评价方法方面，Hungyi Wu(2011)使用多目标决策方法和 DEMATEL 方法，计算和确定非营利组织的绩效考核指标和权重，证明了该方法是有效的绩效考核工具。Abouzar 等(2011)以模糊决策理论和模糊层次分析方法作为理论依据和使用方法，并且借助平衡计分卡的四个层面分解出绩效考核体系的关键因素。

我国在医院绩效评价方面的探索和研究起步较晚，并且建立和使用的考核体系都是直接借用非营利组织，并没有针对医院的特殊性专门设计一套体系。虽然在查阅近几年有关医院绩效管理的期刊文献后可以看出已经有大量的学者进行相关研究，但是，大部分的研究都是零碎的、碎片化的、不系统的。因此，可以说目前我国还没有设计出一套公认的、有效的绩效评价系统来评价衡量医院的绩效水平，考核的方法也是各不相同。

2008 年，卫生部发表了《医院评价指南》，这是我国目前唯一一部官方的医院绩效考核指标体系。它分别从管理、医疗质量管理与持续改进、安全、服务、绩效五个层面设置了医院绩效考核指标。张玉韩(2008)在咨询了 50 多家医院后，总结出目前医院绩效管理在沟通环节存在共同的问题，例如缺乏沟通意识、结果反馈步骤缺少等问题，从而造成了员工对自身存在的问题不重视，不知道如何改进。最后，文章针对这些问题提出了相应的解决对策。杜书伟(2010)运用专家咨询法和现场调查法，设计了一套绩效考核指标体系，包括六项一级指标，十五项二级指标，并且运用这套指标对全国 20 所大型公立医院进行绩效评估，针对其运营效率和经营情况进行评价和分析。余园园等(2010)认为医院应该从医疗服务的可获得程度、医疗服务的水平以及对政策性任务的完成度三个方面来体现公立医院的公益性。谢爱辉(2012)把国有企业作类比，指出两者具有一些不同点，比如最终想要达成的方向不同,那么,它们的财务指标选取,以及之后一系列权重的制定,肯定也会有较大的不同,不能照搬使用。同时,他基于公益性角度,重新设置了四个方向,并以此指导设置了指标、权重。游岚、蒲川(2011)将重庆市县级公立医院作为研究对象,为其建立绩效考核体系。他们提出了要以客观、全面、合理作为构建原则,在设置绩效评价指标时需要同时考虑经济和社会效益。马晓峰(2012)主要提出了应该遵循的几个原则,首先是科学评价,设置必须是科学的、可行的;其次简便,不要过于复杂,难以上手,要便于实操;其三是公开公正,这是基本的要求;最后强调绩效为重。郭永瑾等(2013)主要关注在社会责任层面,立足于几个不同的角度,一是社会效益,二是生产运作,再是长久生存,勾画了一个体系,同时,还可以通过一些调整让它适用于各类医院。

医院绩效评价上,刘运国(2011)指出要重点重视指标选择以及后续的权重划分,通过BSC的研究设计,首先基于专家评分法确定相应需要的指标,再在此基础上,采纳德尔菲法,进一步将各个权重选择好。郑琳莎(2012)采用了另一种不同的方法,那就是沃尔比重评分法,在考虑医院状况下,用此评价财务方面的行为,从而促进医院运营发展。李春晖等(2013)在指标确定上,主要是采纳专业人士的建议,同时研读一些理论进行选取;而后确定权重,在投入—产出模型的基础上,用了两种不同的方法;最后设计相关考核时,遵循了TOPSIS法,此外,还在里面加入了加权秩和比法。李晓森等(2014)也与前面的学者类似,基于自己阅读的部分资料,又去询问了专业人士,构建了相应体系。他的研究也是基于社会责任层面的。在之后的评价指标上,引入了德尔菲法,并且基于定性的层面过滤了指标。

在整理了国内外学者关于公立医院绩效管理的研究资料之后,可以发现国内外的学者更多的还是把研究方向放在对公立医院绩效考核指标设计方法、设计原则等方面,对于公立医院绩效管理体系的研究还比较少。

第三节 基本理论

一、绩效管理的基本理论

（一）绩效管理的相关概念

从不同的学科和角度来看绩效的定义，得到的结果会有所差异。从管理学的角度看，绩效是组织或个人为达成目标在不同方面的付出和表现。从行为学的角度看，绩效是对组织或者个人的行为能力的判断结果。从社会学的角度看，绩效意味着按照社会分工，每一个社会成员承担他所确定的角色的职责。现代医院管理研究较多的是组织的控制，而绩效的判断和医院与员工岗位绩效作用机制的研究尚且不足。

绩效管理这一概念由管理学家 Aubrey Daniels 于 20 世纪 70 年代提出。在此之后，许多学者对绩效管理进行了更加全面的研究。绩效管理是以战略为导向的一种管理方法，是一种方法论。绩效管理的最终目的是帮助组织实现其战略目标。同时，绩效管理也是一个组织管理者和员工持续地双向沟通的过程。在这个过程中，管理者和员工能够就组织绩效目标达成一致，通过提高组织和员工个人的绩效水平，提高利润，降低成本，扩大规模，从而增强组织的核心竞争力。

许多人会将绩效管理与绩效考核混淆，其实两者存在着很大差异。绩效管理是组织管理者与员工之间就绩效目标是什么以及如何实现绩效目标上达成一致的过程，辅导员工成功完成目标任务以及激励员工取得更好成绩的过程。而绩效考核只是考核员工在被考核期间对要求和任务完成情况的评价，是绩效管理循环中的一个环节。绩效评价的结果运用不仅能帮助确定员工职位的升降、对员工进行奖励和惩罚，同时也能够帮助组织改善绩效。分析绩效考评的结果和影响组织和员工绩效的关键，进行相应的改进措施，采用沟通、辅导以及培训等手段，有助于提高组织整体绩效。

（二）绩效管理的目标与构成

绩效管理的应用目的有以下几点：① 实现组织战略和远景目标；② 激

励员工提高绩效水平;③ 增强医院的核心竞争力;④ 提高医院的服务水平、技术水平和绩效质量;⑤ 提高管理者的职业素质;⑥ 为职务升降、薪酬设计、培训学习等人力资源管理活动提供依据。

如图1-1所示,一个完整的绩效管理是从组织的战略目标出发,从战略目标分解得到组织的具体目标,再将组织的目标层层分解得到部门目标和岗位目标。在此基础上,进行绩效计划制定,实施辅导,评价反馈和应用改进。其中,各个环节的具体内容和步骤如下:

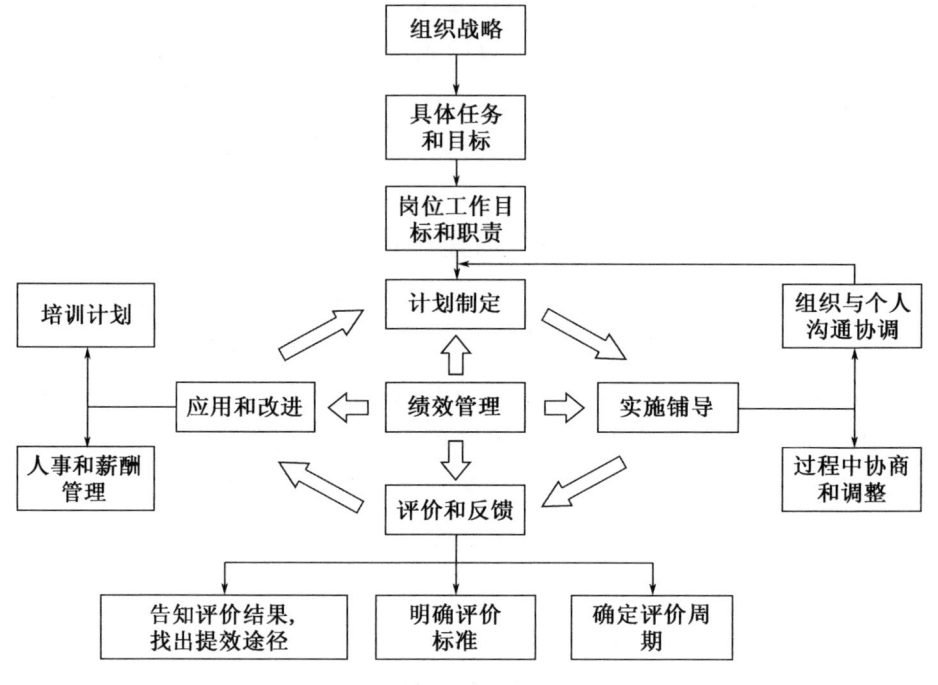

图1-1 绩效管理构成图

资料来源:王海燕、姚小远,《绩效管理》,清华大学出版社,2012年版。

(1)绩效计划是指就实现绩效目标的过程、方法、时间、评价标准等制定具体详细的计划,从而帮助员工确定以什么样的工作流程,达成什么样的绩效目标的一个管理过程。在计划制定过程中,组织和员工通过充分的双向沟通,分析组织的战略,就绩效管理实施的具体计划、绩效目标的确定、指标的实施执行、个人的权利和责任等问题达成统一。只有当绩效计划由组织和员工共同制定得到,才能保证该计划对员工有激励作用,使管理层有针对性地指导员工进行绩效改进。

(2) 绩效实施环节主要包括收集相关信息,与员工进行协调以及辅导。在整个绩效管理过程中,需要不断地进行双向沟通。绩效考核需要相关数据、信息作支持,也为分析和改进绩效提供帮助。收集信息可以通过观察、问卷调查、信息系统等方式。绩效辅导是管理者在绩效管理中发现员工的不足,并且针对其不足进行相应的辅导和培训,从而帮助员工完成工作目标。

(3) 绩效评价和反馈是指按照在计划制定中确定的考核标准、考核周期、考核对象等对组织和员工进行绩效考核。就考核结果及时与相关人员进行沟通,确保员工认同考核结果。并且,根据考核结果反映出的问题有针对性地对员工进行指导,对表现优异的地方进行适当的表扬。

(4) 绩效应用和改进是根据绩效考核的结果,运用于绩效奖金、奖惩、职务的升降等。对于绩效考核结果不满意的,需要分析其原因,并以此改进绩效管理计划,从而提高组织绩效水平。

二、绩效考核的工具

选择合适的管理工具是开展绩效管理工作的基础和必备的前提。管理工具能够提供给管理对象科学、系统的管理手段,科学的管理系统也需要管理工具的辅助。目前的绩效考核方法多样,包括业绩评定法、目标管理法、平衡计分卡、关键绩效指标法、360°绩效评价法、图解式评估量表等。本书主要介绍以下四种绩效考核工具。

(一) 关键绩效指标(KPI)

经济学家帕累托提出二八原理,即组织在创造价值的过程中,部门和个人 80% 的工作任务是由其中 20% 的关键行为完成的。KPI 就是以二八原理为理论基础。将 KPI 运用于绩效考核中,应将绩效考核的主要工作精力放在关键指标和关键过程上,重点关注这 20% 的关键指标,从而更好地评价被考核主体。因此,在实施 KPI 时,管理者应该将主要精力放在对绩效产生最大效力的环节上,才能及时采取提高绩效水平的改进措施。确定关键绩效指标需要遵循 SMART 原则。KPI 的优点在于目标明确,组织目标与个人目标容易达成统一。缺点在于指标难以界定,可能会造成考核者过分依赖关键考核指标,忽视一般性指标。

（二）平衡计分卡

平衡计分卡是由罗伯特·卡普兰和戴维·诺顿共同创建的一套业绩评价体系，并且被发展为一种战略管理方法。卡普兰发现，财务、内部流程、学习与发展、客户这四个维度是许多企业成功的关键。因此，平衡计分卡从这四个维度出发，辅助企业领导层分析和管理与企业战略目标密不可分的环节，从而保证企业的生产运作与战略目标相一致，通过绩效评价和引导来促进企业战略的实施和业绩的增长。平衡计分卡的优点在于将战略目标分解成可测量的具体指标，将非财务指标、客户纳入体系中。缺点在于不能有效考核个人，实施难度大、工作量大。

（三）360°绩效评价法

360°绩效考核作为一种相对客观、全面、科学的考核方法，它并不像传统考核，是由上级主管对下属工作进行的自上而下的单向评价。360°绩效考核要求考评者不仅包括上级领导，还包括其他与被考评者的关联方，如同事、下属以及本人的自我评价。360°绩效评价法能够从不同方面、不同角度对员工的表现进行综合评价，是一种基于上级、同事、下级和患者等信息资源的收集信息、评估绩效并提供反馈的方法。因此，360°绩效评价结果最容易被考评者和被考评者接受。360°绩效评价法的优点在于考核误差相对较小，激励员工提高自身全方位素质。缺点是涉及面大、工作量大，侧重综合考评导致定性成分高，由于岗位性质不同产生不公平性。

（四）目标管理法

目标管理由管理学大师德鲁克提出，是通过绩效目标的设定，比较实际情况和目标之间的差距，在弥补差距后再重新设计新的绩效目标的一个循环过程。这种方法主要适用于工作成果难以量化的工作。目标管理法强调以人为本，要求员工参与组织的管理，这样能够有效提高员工的工作积极性。目标管理法的优点在于考核的公开性比较好，促进了组织内部的人际交往，能够调动员工的积极性，给员工足够的自由发挥空间。缺点在于目标设定困难，过于重视组织的短期目标，忽视了组织的长期目标。

第四节　国内外公立医院绩效管理现状

一、我国公立医院绩效管理的相关概念和政策

(一) 我国事业单位的定义和类型

事业单位不属于政府机构,它是政府利用国有资产设立的,接受政府领导的,带有一定公益性质的机构。一般涉及文化、医疗、教育等领域,其表现形式为组织或机构的法人实体。一般具有社会补偿、社会稳定和社会公平的作用。

事业单位按拨款方式划分,可分为全额拨款、差额拨款、不拨款三类,其中公立医院属于差额拨款事业单位;按社会职能划分,可分为行政类、公益类以及经营服务类事业单位三类。具体见表1-1。

表1-1　事业单位分类

分类	细分	定义
行政类事业单位		是指依据法律法规授权,按规定程序批准设立,行使行政管理职能的事业单位。
公益类事业单位	公益一类事业单位	是指涉及国家安全、公共安全、公共卫生、公共文化、经济社会秩序和公民基本权利,政府必须予以保障,不能或不宜由市场配置资源的事业单位,以及只为政府履行职能提供支持保障的事业单位。这类单位的宗旨和业务范围由政府确定并严格监管,不得从事经营活动。
公益类事业单位	公益二类事业单位	是指面向全社会提供涉及人民群众普遍需求和经济社会发展需要的公益服务,政府予以支持,可部分实现由市场配置资源的事业单位,以及主要为政府履行职能提供支持保障的事业单位。
公益类事业单位	公益三类事业单位	是指从事的业务活动具有一定公益属性,但社会化程度较高,与市场接轨能力较强,可基本实现由市场配置资源的事业单位。
经营服务类事业单位		是指从事生产经营服务活动,已经实现或经过调整后可以实现由市场配置资源的事业单位。

本书研究的公立医院属于公益二类事业单位。公益二类事业单位与一类和三类的最大区别在于它可以部分实现市场配置资源,由政府支持,应人民群众和社会发展需求提供公益服务。因此,公立医院需要以公益性为核心,以患者为中心。

公立医院是指政府出资举办的纳入财政预算管理的医院,不以营利为目的,为公众提供基本的医疗服务,具有社会补偿、社会稳定和社会公平的作用。公立医院具有公益性和社会责任性,这也是政府举办公立医院的出发点和战略需要。

(二)我国公立医院绩效管理的改革方向

1. 公立医院薪酬结构优化

公立医院的薪酬方案需要结合其特殊性来重新优化。公立医院要体现公益性的本质,体现出治病救人的使命,因此在重新优化薪酬方案时应将其考虑在内。不同类型的医院,例如中医院、儿童医院、妇幼保健院、综合性医院,其功能不同,所处外部环境不同,薪酬结构也应该有所不同。对于医院内部不同岗位,要根据其职责和要求,科学设计薪酬结构,完善绩效工资制。对于有条件的公立医院,鼓励它们尝试和探索年薪制、协议工资制等方式。

2. 合理设置公立医院薪酬水平

社保部门、财政部门在确定公立医院薪酬水平和绩效工资总量时,要衡量和参考公立医院的综合情况。在外部环境方面,需要考虑该医院当地的经济发展状况、人均收入和消费水平;还要考虑当地的财政收入,对医院的财政补贴情况。在内部环境方面,需要将该医院面临的医疗服务需求量、该医院现有的医疗服务质量、是否积极完成公益性任务以及医院管理水平等因素考虑在内。在现有水平基础上,按照"允许医疗卫生机构突破现行事业单位工资调控水平,允许医疗服务收入扣除成本并按规定提取各项基金后主要用于人员奖励"的要求最终确定。同时,对于一些表现优异或者承担繁重任务的公立医院可以适当提高其绩效工资水平。例如兼任科研和教学任务的公立医院,高素质人才比例高的以及绩效评价优异的医院。并且引导公立医院逐步提高医疗服务收入比例。

3. 促使公立医院管理层进行薪酬改革

对于公立医院管理层的薪酬,既要保证其超过医院的平均水平,又要与医院普通职工的薪酬水平呈现正向相关。在对管理层进行绩效考核时需要将患者满意度、职工满意度、医院绩效考核结果等纳入考核范围。

4. 提高公立医院分配自主权

公立医院在核定的薪酬总量范围内进行绩效分配时必须充分尊重员工想法，体现不同岗位的差异性，对于高风险、高强度的岗位以及要求精确度高的岗位要在绩效分配时有适当的倾斜，对于有突出贡献的管理者和医务人员要有所奖励。同时，还要逐渐减小编外合同工和编制内职工的薪酬差距，做到统一标准。

5. 考核机制以公益性为导向

公立医院相关部门要建立科学的绩效评价指标体系，并且组织相关部门制定计划，定期进行绩效考核，将绩效考核结果作为薪酬发放的重要依据。对于绩效考核结果不理想的医院，要有一定的惩罚措施，例如降低其绩效工资水平，从而起到激励作用。在建立科学的绩效评价指标时，需要综合考虑医院的医疗服务质量、患者承担的医疗费用、医院管理水平等因素。

二、国内外公立医院绩效管理的实践现状

（一）我国医院绩效管理的实践现状

1. 我国医院绩效管理现状

近几年，由于医院之间的市场竞争日趋激烈，医院逐渐意识到经营效率的重要性。随着公立医院自主化程度提高，医院的运行效率也在不断提高。过去医院实行承包责任制，导致了过度追求经济利益、只关注经济指标和服务总量、忽视了服务质量和社会效益等现象。之后实行的综合目标责任制在设计绩效考核指标体系时，将医疗服务质量水平、社会效益等考虑进去，对公立医院的考核重心也不再是经济指标和财务指标，而是综合考评医院的经济效益和社会效益。

在绩效考核方面，国内医院较具有代表性的评价方法大致有以下几种：① 业务指标体系，其目的是评价科室的经济效益情况、工作量的完成情况、合理用药情况；② 医疗护理质量指标体系，其目的是评价科室医疗护理质量水平；③ 服务质量指标体系，其目的是评价科室的服务质量水平；④ 科室管理指标体系，其目的是评价科室的总体任务完成的情况；⑤ 科研教学

指标体系,其目的是评价科室的团队效力和管理人员的管理水平以及科研管理水平。

2. 我国医院绩效管理存在的问题

目前我国许多医院的绩效管理仍十分薄弱。首先,现行绩效管理不系统不完整。完整规范的绩效管理体系应当包含医院全部员工、全部岗位、全部科室和部门,在实际操作时要形成一个编制绩效计划、绩效计划实施、绩效评价、绩效结果运用、沟通与反馈不断循环的流程。但是我国公立医院现在的绩效管理虽然可能设置了以上这些环节,但是在编制绩效计划、绩效计划实施以及沟通与反馈环节还有很大的进步空间。其次,医院在实施绩效管理时控制力不足,许多医院将绩效管理与绩效考核混淆起来。另外,在绩效管理上,我国许多医院还存在以下误区,包括:重视岗位绩效管理,忽视医院整体绩效管理;绩效系统建立后一劳永逸;考核过于频繁;考核工具力求最新颖;等等。

如果分析我国目前公立医院实施的绩效管理活动,可以发现每一个环节都存在不足和漏洞。例如在绩效计划环节上,公立医院设置的短期目标与其长期战略不匹配;在绩效实施环节上,绩效计划中确定的制度和要求形同虚设;在绩效评价环节上,考核指标设置不合理,无法体现绩效水平;在绩效反馈环节上,管理层与职工进行沟通和反馈时缺乏技巧等。

(二) 国外公立医院绩效管理的实践现状

1. 美国

美国的公立医院与我国公立医院不同,政府不直接参与管理,而是由医院自主经营。它采取的是院长负责制,并且和企业一样由董事会领导。政府通过法律法规、设立相关部门进行宏观调控并且实施监督。美国对医院进行绩效考核的主体有两类,一个是非营利组织,比如医疗机构联合评审委员会(JCAHO);另一个是政府单位,比如卫生保健研究与质量中心(AHRQ)。JCAHO制定的《美国医疗机构评审国际联合委员会医院评审标准》(JCI)在我国也有许多医院借鉴采用,它的基本理念是基于质量管理与持续质量改进,部分以患者为中心,部分针对机构管理。其具体的考核维度以及考核指标见表1-2。

表 1-2 《美国医疗机构评审国际联合委员会医院评审标准》第五版

以患者为中心的标准	国际患者安全目标(IPSG)
	医疗可及性与连续性(ACC)
	患者及家属的权利(PFR)
	患者评估(AOP)
	患者的医疗护理(COP)
	麻醉及外科治疗(ASC)
	药品管理及使用(MMU)
	患者及家属教育(PFE)
医疗机构管理标准	质量改进及患者安全(QPS)
	感染预防及控制(PCI)
	治理、领导及管理(GLD)
	设施管理及安全(FMS)
	人员资质及教育(SQE)
	信息管理(MOI)
学术型医疗中心医院标准	医学专业教育(MPE)

2. 英国

英国在对医疗机构的绩效考核指标进行设计时将医疗服务的质量和效率放在首位。在2009年英国卫生部发布的国民卫生服务体系绩效评价框架(NHS)中,结合英国已使用的指标,以强制报告中的数据为基础,具有透明性、一致性、前瞻性、适当性及注重改进性的特点。该框架实施的主要目的是督促和推动运营效率低下的医疗机构能够提高自身效率。在NHS框架中包含了组织财务和服务质量两个方面。其中,服务质量是NHS的核心部分,主要包括:整体评价、患者的满意度和CQC标准3个部分,总共100多个指标。

3. 澳大利亚

澳大利亚在政府层面的医疗机构绩效考核体系主要有国家医疗绩效框架(NHPF)、国家医疗卫生协议(NHA)和政府服务提供审查制度。澳大利亚的医疗机构评价是由政府主导的,其结果会作为对政府服务考核评价的指标之一,因此在设计考核指标时,将医疗服务的有效性以及安全性放在了核心位置。NHPF、NHA和政府服务提供审查制度在指标的设计上具有一致性,并且设计相对笼统,方便各州政府能够结合自身情况具体使用。

表1-3 澳大利亚NHPF中公立医院绩效评价的指标框架

维度	指标
有效性	医院和床位的评价
安全性	医院内不良事件处理
	常规手术后非预期的28日内再次入院
	院内导致患者受伤
	院内故意自我伤害
反应性	以患者为中心
	尊重患者尊严、隐私
	患者参与治疗方案选择
服务连续性	保障医疗服务不间断,协调在不同项目、人群、组织和级别之间能够连续
服务可及性	急诊服务等待时间
	常规手术等待时间
	医院流程
	非急性护理的隔离比率
	过夜隔离的服务比率
	门诊病人的服务比率
效率和可持续	急性护理的隔离的均次费用
	相对住院费用
	危重、疑难病人住院平均时间

4. 其他国家

新加坡在公立医院评价方面采用的是双重卫生服务体系,从服务的质量、医疗费用、运营效率和质量安全四个方面考核医院绩效水平。

日本则借助第三方评审组织。第三方组织对医院的考核方面包括:医院的战略目标、组织结构、客户满意程度、诊疗服务质量、满足群众医疗需求、内部运营质量等。

5. 梅奥诊所绩效管理

梅奥诊所作为世界最具影响力的医疗机构之一,不仅在医学研究领域拥有着最高水准,在医疗机构运行管理方面也有着丰富的经验。

梅奥诊所选取平衡计分卡考核体系(见表1-4),用以评价和引导组织取得战略目标。梅奥诊所绩效评价主要包括外部顾客维度和内部运营、客观和主观指标、短期和长期指标。具体如下:① 平衡外部指标(股东与顾客)和内部指标(营运、科研、教学、自我学习、创新);② 平衡客观指标(如员工流动率、市场占有率、利润、医疗事故次数等)和主观指标(如患者满意度、员工满意度等);③ 平衡短期指标(利润、患者数量)和长期指标(如顾客满意度、医生成长等)。

表1-4 梅奥诊所平衡计分卡考核体系

维度	指标
财务面	营业利润
	平均患者成本
	新生儿看护收入
顾客面	患者满意度
	患者是否会推荐其他人就诊
	患者父母是否能够完成陈述看护流程
	医师沟通满意度
	患者出院准时度
	患者服务是否能够选择该医院的医师
内部流程面	出院等候时间
	入院等候时间
	院内感染率
	医护人员与床位比
	占床率
	血液培养率
	临床路径的使用
学习与成长面	诱因计划—宣导与推行
	策略性资料库使用和可收集性

(三) 对我国公立医院绩效管理的启示

1. 树立正确的目标和使命

我国公立医院的战略目标不应该过分重视经济效益,一味地把降低成本、压缩支出、追求利润放在首位,而是应该坚持公立医院的公益性,以病人为中心,将人民群众对于公益服务的需要放在首位,为公众提供高医疗水平、高服务水平的公益服务。从上文英国、美国等发达国家公立医院绩效考核指标体系中可以发现,这些考核指标都是从患者角度出发,以社会效益作为主要衡量指标。

2. 绩效指标设置重视社会效益

从国外优秀的公立医院的绩效管理中可以总结出以下几个公共点:一是在设置指标时,财务类指标所占的权重较少,而有关患者维度的衡量指标、医院医疗技术水平以及服务效率的指标所占的权重较高;二是指标设置比较科学,考虑了不同部门和不同岗位之间的差别。

第五节　H公立医院的绩效管理案例研究

一、医院概况

(一) H公立医院基本情况

H公立医院位于古城D市的市区,旁边便是长江三角洲、京杭大运河,交通发达。地理位置优异,东邻苏、锡、常,西邻宁、镇、扬。它是南通大学、南京医科大学康达学院附属医院,同时也为苏州大学、江苏大学、东南大学等高等医学院校提供教学基地。

H公立医院土地面积有4.2万平方米,建筑面积7.14万平方米,开放床位868张。目前H公立医院正在积极进行门急诊住院综合大楼等建筑的建设,改扩建后医院总用地面积将达到65.9亩,建筑面积16.23万平方米。H公立医院拥有职工1 300余人,其中高级职称200余人,博士研究生、硕士研究生110余人。

近年来,H公立医院确定了努力建设全国一流的县级综合医院的目标,以仁爱、诚信、精业、奉献、和谐、创新作为核心价值观,秉持规范、精细、完善、创新的管理理念和全心全意、尽善尽美的服务理念,救死扶伤,守护公众健康。

H公立医院的整体水平和综合实力近年来一直稳步提高,无论是社会效益还是经济效益都跻身于全省同级医院前列,连续十余年被评为江苏省文明单位。院长也荣获全国卫生计生系统先进工作者、江苏省优秀医院院长、镇江市跨越发展突出贡献者等多项荣誉。

(二) H公立医院组织架构

H公立医院组织架构图:

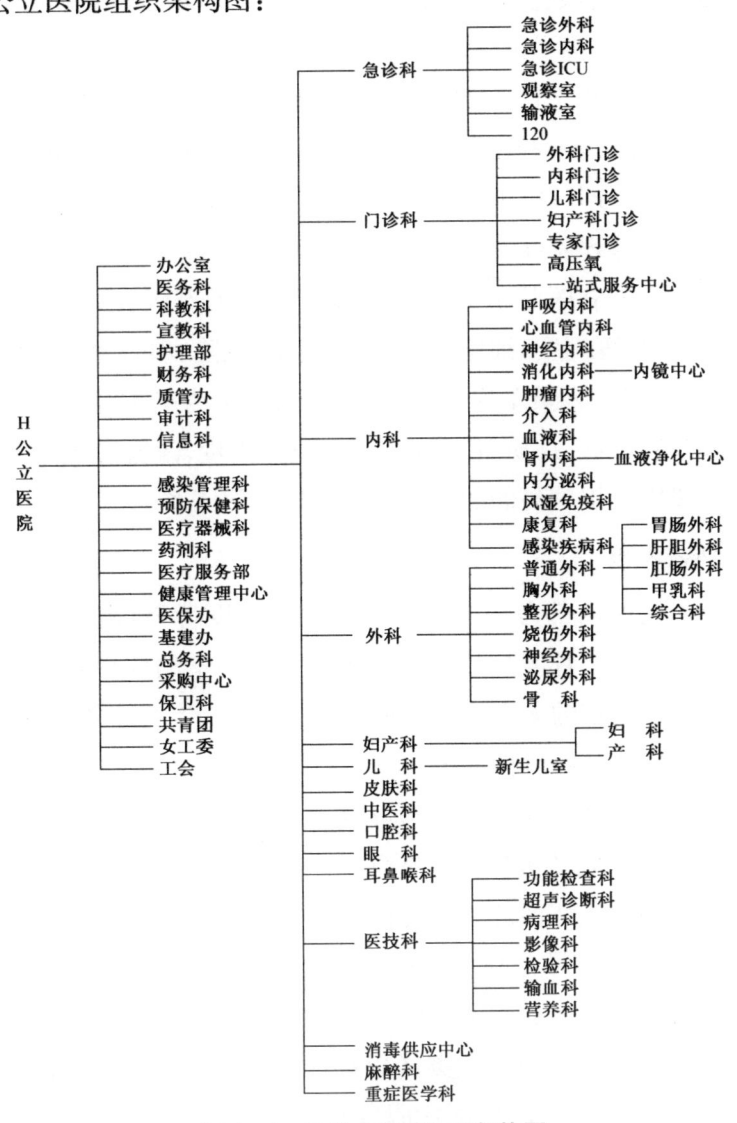

图1-2　H公立医院组织架构图

二、医院绩效管理的现状

（一）计划制定

2017年，H公立医院根据三级医院及公立医院改革的具体要求，以创建高品质三级乙等医院为目标，以"建制度、严考核、促规范"为考核手段，强化院科两级管理，科学管理医院，创新人事分配制度，进一步理顺医院绩效考核体系，从而达到做优医院品牌、做精医疗服务，增加医院的整体实力和竞争优势，进一步完善了医院绩效管理方案。

H公立医院根据按岗定酬、按业绩定酬的精神，将职工的岗位责任、工作绩效、工作质量、专业技术等指标进行综合考核，逐步实现由身份管理变为岗位管理，评聘分开、以事设岗、以岗定人、逐级聘用、人员优化组合、岗位职责明确的人事管理制度。

2017年，H公立医院引进北京保成医院管理有限公司的绩效管理系统，建立按岗位核算制度，细化工作内容、技术、风险、项目等，结合信息化建设，实际反映各岗位人员工作贡献，形成以工作量为基本计奖依据，以成本控制为核算基础，以医疗质量、医疗安全、服务质量、医德医风为考核指标，以减轻病人费用负担为目的的绩效工资考核分配体系。

（二）绩效考核

H公立医院的内部考核分为月度、季度、年度考核，由质管办牵头，各责任科室分管负责。月度绩效考核主要考核各科室的效率效益，季度绩效考核主要考核各科室的人力建设和医疗技术水平，年度绩效考核是结合月度和季度绩效考核的综合性考核。

H公立医院整体层面的绩效考核完全参照D市公立医院管理委员会对D市所有公立医院的考核标准进行。

H公立医院科室层面的绩效考核分成月度、季度和年度绩效考核。由于H公立医院的科室数量众多，不同科室的业务和职能差异性大，因此，H公立医院针对不同科室制定了月度、季度和年度考核标准。各科室的月度绩效考核标准可以总结为五大类，包括坚持医院公益性、科室管理、医疗护理质量安全管理与持续改进、医疗服务和重点指标。季度绩效考核标准也包括坚持医院公益性、科室管理、医疗护理质量安全管理与持续改进、医疗服务和重点指标五大类,在考核细则上与月度绩效考核标准有所差异。另外,在编制月度和季度考核评价细则时,H公立医院按照各个考核部门考核其他不同科室来编制考核指标和细则,并且根据考核部门的职能考核科室以上五大类指标中的某几个指标。例如根据医务部考核临床科室、麻醉科、ICU、门诊科室、药学部以及医技科室这六个科室分别编制月度和季度绩效考核标准,医务部主要考核这六个科室在医疗护理质量安全管理与持续改进方面的绩效。因此,H公立医院并不是按照被考核对象编制绩效考核指标,而是根据考核部门编制。

科室层面的年度绩效考核指标是按照被考核对象编制,由于H公立医院属于综合性医院,科室数量众多,因此本书选取其中的医技科室检验科作为主要调研对象。

H公立医院职工层面的绩效考核主要是月度绩效考核。各个科室负责人根据院部的绩效分配方案精神,遵循效率效益优先原则,制定科内二次分配方案,并经所在科室三分之二以上人员签字同意。方案由审计科和财务科审核,审计科不定期进行抽查,考核年度终了进行全面审计。科室职工的绩效考核方案和指标完全遵循科室制定的二次分配方案,医院没有专门制定科室职工的绩效考核方案和指标。以检验科为例,科室内部二次分配方案主要考核职工三大类指标,分别是岗位考核、遵纪守法医疗服务能力水平考核和工作业绩考核,按百分制计分,分值为30分、10分、60分。岗位指标由职工的职称和工作年限决定。遵纪守法医疗服务能力水平考核在实际操作上是以OA系统中投诉率等数据为考核依据。工作业绩考核细分为岗位效率效益(20分)、岗位补贴(10分)和诊疗组质量与安全考核(30分),其中,岗位效率效益按诊疗组超产率、百元消耗计算;岗位补贴结合各诊疗组工作量与人员数、责任、风险、压力、收入、工作特点等因素确定分值;诊疗组质量与安全考核由诊疗组组长按一定的考核标准确定分值,计算公式为:月度绩效考核分值=岗位考核(30%)+遵纪守法医疗服务能力水平考核(10%)+工作业绩考核(60%),岗位得分=个人系数/1.50×30,工作业绩得分=(1−缺勤天数/30)×(科室岗位效率效益分+组个人质量与安全业绩考核分)+岗位补贴。

(三)绩效结果运用

H公立医院职工的绩效工资分成月度、季度和年度绩效工资,其中季度和年度绩效工资根据院内对科室的季度和年度考核结果发放,同一科室职工的工资金额相等,且与月度绩效工资相比,金额较低。月度绩效工资实行以科室绩效核算为基础,结合科室考核,科室内部进行二次分配的办法,计算公式为:绩效核算±科室考核=实发绩效。H公立医院职工按岗位可以分为临床岗位、医技岗位、护理岗位、行政管理岗位和其他岗位,绩效工资计算方法在岗位之间有差异。以医技科室为例,计算公式为:科室绩效工资总额=绩效核算+进修返聘补贴±科室管理考核,绩效核算=(科室收入-科室成本)×A%+KPI指标×单价-工资成本,其中:A根据不同科室确定,工资成本为应付工资的30%。

在确定科室绩效工资总额后,再根据科室二次分配方案计算每个职工的绩效工资,科室负责人除外。科室负责人的绩效工资是根据院内考核结果确定的。以医技科的检验科为例,从院部领取的总数减去2%科基金,减去突发事件加班费,科主任绩效工资,科室质控员、返聘医生、进修医生奖金、政策补贴后,除以全科人员考核分值总和,得到每分值的数额,每分值数额乘以每人的绩效分值即为每人的绩效工资数额。

三、绩效管理存在的问题和优化方向

(一)H公立医院原有绩效管理存在的问题

1. 绩效管理偏离了H公立医院的目标使命

H公立医院目前使用的绩效考核指标和细则,尤其是医院整体层面的考核指标,完全是参照D市公立医院管理委员会对D市所有公立医院的考核标准进行,而不是由医院整体目标层层分解得到的。虽然政府对公立医院的考核结果影响着医院的补助资金、医保结算等方面,对于公立医院十分重要,但是,绩效管理需要以组织目标为导向,而政府对公立医院的考核标准和要求属于硬性规定,医院应该结合自身特点和目标使命,设计一套适合自己的绩效管理体系。科室层面的绩效考核和职工层面的绩效考核也存在同样的问题,尤其是职工层面的绩效考核,完全由各个科室负责人根据各自的工作目标决定，并没有体现出帮助组织实现目标使命的作用。

2. 绩效管理体系不完整

H公立医院直接将绩效考核当作绩效管理，只是形成了绩效考核、绩效工资发放的单向流程，并没有将绩效管理运用于提升医院绩效水平，改善医院绩效管理计划上。既没有和职工进行充分沟通，分析医院的目标使命，形成有效的绩效计划，也缺少沟通、反馈以及改进环节，职工无法对医院的目标产生认同感，也无法提高职工对医院的满意度和归属感。

3. 绩效评价结果实施限于绩效工资

H公立医院的绩效考核结果未充分运用于院内人力资源管理中，仅仅是作为职工绩效工资的计算依据，在岗位配置和职务变动方面并没有发挥太大作用。并且，由于绩效管理缺少沟通、反馈和改进环节，医院不能分析职工在工作上存在的问题和原因，也无法让职工意识到自己的不足，因而无法通过专门的培训支持帮助职工提高个人绩效，从而改进医院整体绩效。

4. 沟通和反馈不到位

虽然在医院的规章制度和流程上，H公立医院的绩效计划和考核指标的制定需要医院职工开会讨论并且投票通过，科室内部二次分配方案也需要三分之二以上人员签字同意，但是在访谈中可以发现，很多普通职工对医院的绩效考核指标十分陌生，不了解绩效工资的具体发放标准。这是因为医院在绩效沟通和反馈这一环节上工作不到位。绩效方案通过科室负责人在科室会议上向职工传达，在传达过程中会因为各种主观和客观原因影响传达效果，比如科室负责人的不重视。普通职工无法参与整个绩效管理流程，对于绩效考核方案只能被动接受，无法提出个人意见和问题。另外，对于考核结果，也仅仅是作为绩效工资的依据，缺少沟通机制使职工认识到自己的长处和不足。

5. 部分科室的职工绩效考核形同虚设

H公立医院职工层面的绩效管理主要是依据科室制定的二次分配方案，不同科室和部门的负责人在制定方案时会因为自身能力水平、重视程度等原因，制订的绩效管理方案在科室管理和绩效工资计算方面作用差别较大。例如，在访谈和调研妇产科时，发现该科室虽然制定了二次分配方案，但是科室内职工的绩效工资差别很小。比如做人工流产手术的医生和负责前台服务的医生每月绩效工资只相差几十元,这完全违背了多劳多得、优劳优酬,向责任重、风险大、技术难的岗位倾斜的工作量核算原则,二次分配方案形同虚设。除了科室负责人在制定方案时并未按照医院绩效考核的分配原则之外,审计科和财务科也没有起到应有的审核和监督作用。

6. 绩效考核设置不合理

H公立医院的科室层面月度和季度绩效考核指标内容基本一致,一级和二级指标完全一样,只在考核细则方面有略微差异。并且,季度绩效工资金额只有2500元左右,从访谈中也可以发现由于金额小,H公立医院职工对季度考核结果和季度绩效工资并不重视,因此,季度绩效考核并没有起到激励作用。同时,科室月度和季度绩效考核指标数量和细则太多,职工在确定月度绩效工资时,除了依据科室的绩效考核结果外,还另外设置了重点指标考核,包括住院药占比、门诊药占比、门诊中成药药占比、农保出院均次药品费(或出院均次药品费)、床位使用率、疾病质量因子指标,设置的考核方案操作步骤多,计算方法复杂,太过烦琐,可读性和可操作性差,不利于职工理解,管理也不方便。

(二)H公立医院绩效管理方案优化的方向

1. 转变观念

无论是医院领导还是普通职工都需要扭转想法,重新了解绩效管理的正确含义。H公立医院的管理层应该认识到绩效管理体系是一个循环过程,它的作用不仅仅局限于绩效工资发放,更应该把绩效管理用于医院提高绩效水平,实现目标使命上。医院管理层不仅要提升自身的绩效管理水平和管理能力,更重要的是要从意识上改变过去对绩效管理的错误认识。医院的普通职工也需要重新认识学习绩效管理,不再是绩效管理的被动接受者,要改变观念,把自己看成绩效管理的参与者,在绩效管理整个循环过程中积极参与各个环节,提出宝贵建议,积极做出反馈。只有医院的管理层和普通职工都改变过去的错误观念,才能为重新建立一套科学、系统的绩效管理体系打好基础。

2. 绩效管理体系系统化,与医院战略目标挂钩

H公立医院重新建立的绩效管理体系应该是一套循环体系,从绩效计划的制定、绩效实施,再到绩效考核,最后绩效运用与反馈,形成一套完整

的、系统的体系。从H公立医院战略目标出发，分析其医院特点、医院文化、外部环境等，将医院整体目标层层分解，实现职工利益与医院利益一致化，在提高职工绩效的同时提高医院的整体绩效，实现医院战略目标。

3. 绩效考核指标科学化

绩效考核指标的科学化、合理化需要医院各个部门、各个岗位的参与，并不是领导层自己决定的。除此之外，还需要借鉴参考国内外绩效管理实施效果显著的医院，吸取它们的经验，并且结合自身具体情况和外部环境，不能照搬照用。同时，可以聘请第三方专家，从不同的角度寻找医院存在的问题并提出专业意见。可以说绩效指标的设置是一个复杂的过程，要想使指标设置合理化、科学化，需要积极参考各方面的建议和想法，防止"偏听则暗"。

4. 充分利用绩效考核结果

H公立医院目前的情况和问题说明了医院对于绩效考核结果的运用不够充分，用绩效工资所能达到的激励效果不够显著。医院应该构建完整的绩效结果利用机制，并且保证机制的公平、公正、公开，有监督和保证机制能够确保该机制有效运行，才能最大化地利用绩效结果，最大化激励职工。

5. 完善沟通、反馈环节

在H公立医院绩效管理新体系的构建和实施中，普通职工的参与十分重要，这也是绩效管理循环中的一个环节。目前，H公立医院的绩效方案还是以文件形式发放，流于形式，并没有建立健全的沟通反馈机制。因此，H公立医院需要完善沟通、反馈环节，保证每一位职工对绩效管理真正理解，同时能够有机会发表自己的看法和意见。

四、医院绩效管理优化的方案设计

（一）H公立医院战略目标的确定

1. 确定绩效管理工具——平衡计分卡

在绩效管理体系中，最重要的一项任务就是确定医院绩效目标，它是所有绩效管理活动的基础和方向。由医院的绩效目标来确定科室和部门的绩效目标，再由科室和部门目标确定职工个人的目标。因此，如何确定这些目标并将这些目标层层分解到科室、部门，再分解到个人，目标设定是否合适，都将直接影响医院绩效管理最后的实施效果。而医院的绩效目标应该根据医院的战略目标来确定。本书选择运用平衡计分卡这个战略管理工具作为H公立医院战略目标的分解工具。因此，下面对平衡计分卡在公立医院实施的可行性进行分析。

（1）平衡计分卡的普遍适用性。平衡计分卡理论首先被运用于企业，并且在企业绩效管理和战略管理方面已经十分成熟，取得了显著成效。随着理论的不断发展，平衡计分卡被逐步运用于非营利组织。美国、英国、荷兰等发达国家的医疗机构在绩效管理上也选择使用平衡计分卡，例如在上文中提到的梅奥诊所。在中国，台湾地区的长庚医院、台大医院，大陆的四川雅安医院、上海市曲阳医院等也相继尝试使用基于平衡计分卡的绩效考核制度。国内外医院的成功经验、平衡计分卡本身的适用性以及我国医疗机构的基础条件等原因，说明了平衡计分卡在我国公立医院绩效管理中运用的可行性。

（2）医改推动公立医院去行政化为平衡计分卡实施奠定基础。随着医改的不断推进，公立医院逐步实现去行政化。2016年，国家卫计委、财政部下发通知，要求推进县级公立医院去行政化。H公立医院作为县级公立医院，在该政策的推动下，逐步拥有充分的自主经营权，医院内部管理体制中的行政化逐步减少，实现管办分离。同时，作为公益二类事业单位，公立医院的部分资源可以通过市场进行配置。在此背景下，就要求公立医院建立现代化管理体制。因此，公立医院开始将企业的管理理论运用于医院内部管理中，平衡计分卡在企业管理中的运用已经十分成熟，那么将其运用于公立医院绩效管理中也是公立医院建立现代化管理模式的一个可行方案。

（3）平衡计分卡在技术层面满足公立医院绩效管理的需求。公立医院绩效管理体系构建成功的核心在于构建能够体现出医院战略目标的绩效管理体系。考虑到公立医院的公益性本质，在绩效管理时不以利润最大化为管理目标，在绩效考核时不以利润指标为核心指标，平衡计分卡能够从医院的使命和战略目标出发，对每个维度进行定量分析，将战略目标分解为实际行动，从而帮助公立医院避免偏离公益性。另外，平衡计分卡综合考虑了财务与非财务指标、内部与外部的平衡、结果和动因的平衡、长期目标与短期目标之间的平衡，满足了公立医院在绩效管理时对于患者、社会责任、医疗技术的提高等非财务指标的需求。

从国内外医院的成功经验、我国目前医改政策的背景和要求、平衡计分卡自身的适用性等可以说明平衡计分卡在 H 公立医院绩效管理的适用性。

2. H 公立医院战略目标的确定和分解

为 H 公立医院建立平衡计分卡,首先要确定 H 公立医院的战略目标。在进行战略目标制定时,先对 H 公立医院进行 SWOT 分析。在优势方面,H 公立医院科室门类齐全,服务功能强大,作为 D 市唯一的一家三级乙等综合性公立医院,在医疗、科研、教学、康复、预防保健等方面处于绝对领先地位,在 D 市医疗行业中占有极大的市场份额。在劣势方面,H 公立医院床位较少,长期超负荷运作;在医院管理方面仍然存在管理理念落后,形式主义等问题;最近几年发生的几次医疗事故也影响当地群众对 H 公立医院的满意度。在机遇方面,公立医院作为医改的重心,能够获得更多政府层面上的支持和便利,在规范化管理、科学化发展方面能够获得更多的发展契机。在外部威胁方面,H 公立医院位于 D 市,与苏州、无锡、常州相邻,而这三个城市的市级综合性医院的医疗技术水平高于县级医院,对 H 公立医院形成很大的挑战。当前紧张的医患关系也影响着 H 公立医院的未来发展。

通过对 H 公立医院的竞争优势和劣势、外部威胁和机遇进行分析,结合 H 公立医院的使命、远景和价值观,本书确定了为患者提供优质的医疗服务,突出以人为本的服务理念和现代化医院管理模式的长远发展战略。H 公立医院本着一切以病人为中心的宗旨,以努力建设全国一流的县级综合医院为总体目标。在服务方面坚持以人为本,打造精细化的管理,精湛的医疗技术,精良的医疗设备,精干的职工队伍,最终达成医患和谐、医院和谐、科室和谐。同时,实现管理创新、理论创新、服务创新、技术创新;在创新中求生存,创新中求发展,不断超越自我,彰显医院活力。

结合现实需求,将 H 公立医院的战略目标分解成以下五个维度目标:

(1) 财务维度目标:提高 H 公立医院经济效益,减低成本,降低患者医疗费用;

(2) 内部流程维度目标:减低医疗事故发生率,提高内部管理水平,提高 H 公立医院医疗服务质量和服务效率;

(3) 学习与成长维度目标:努力提高 H 公立医院的科研教学水平,创建重点专科,大力引进和培养医学领军人才,提高医疗能力;

（4）患者维度目标：形成以患者为中心的服务模式，提高患者满意度和医院口碑，从而扩大医院市场份额；

（5）社会责任维度目标：展现公立医院的公共卫生功能，支援基层医疗卫生机构，进行重大突发事件紧急医疗救援和预防保健工作，积极完成援疆援藏、援外医疗等政府指令性任务。

本书在平衡计分卡原有的四个维度基础上，增加了社会责任维度，其目的是为了体现H公立医院在公共卫生和基层卫生建设方面的职能。

为了更加明确平衡计分卡的框架和各个维度之间的因果关系，结合H公立医院的战略目标，绘制战略地图如下：

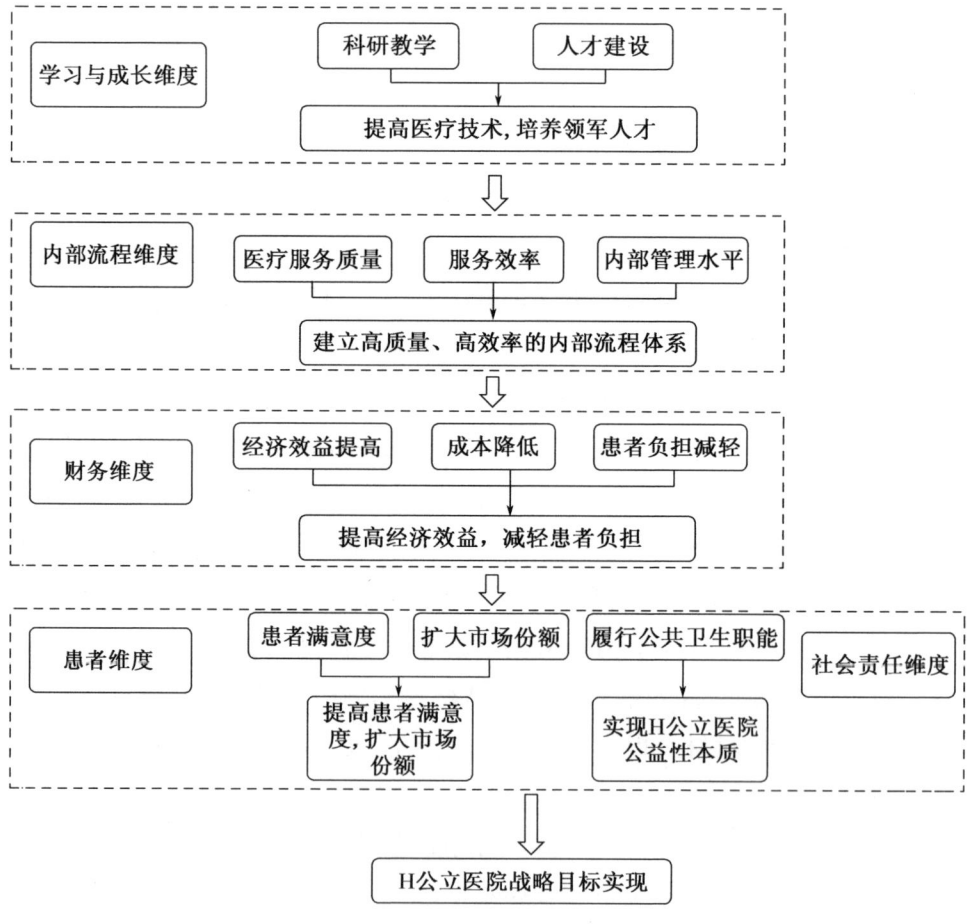

图1-3 H公立医院战略地图

（二）绩效考核指标体系的构建

通过绘制 H 公立医院的战略地图，将 H 公立医院的战略目标分解成五个维度的具体目标之后，需要具体设计基于平衡计分卡的 H 公立医院整体、科室和个人的绩效考核指标体系。

1. 绩效考核指标的选取

本书遵循 SMART 原则和战略导向原则，参考国外公立医院绩效考核指标、D 市政府对 H 公立医院的考核指标以及卫生部发布的《医院管理评价指南》中的绩效评价指标，形成初级的绩效考核指标库，运用专家咨询法确定 H 公立医院最后的绩效考核指标，具体如下：

（1）财务维度目标：提高 H 公立医院经济效益，减低成本，减轻患者负担。相关指标：医疗收入增长率、资产负债率、药占比、门急诊患者人均费用、出院患者人均费用、百元医疗收入耗材支出、净资产增长率、业务收支结余率、成本收益率、卫生材料收入占比、人均医疗收入增长率等。

（2）内部流程维度目标：减低医疗事故发生率，提高内部管理水平，提高 H 公立医院医疗服务质量和服务效率。相关指标：医疗服务质量综合指标、病床使用率、院感质量综合指标、行政质量综合指标、临床与病理诊断符合率、医疗事故发生率、职工人均服务量、万元固定资产提供服务量、患者平均住院天数、出院人数、床位护士人数比、电子病历使用效率、住院治愈率等。

（3）患者维度目标：形成以患者为中心的服务模式，提高患者满意度和医院口碑，从而扩大医院市场份额。相关指标：患者满意度、投诉率、市场占有率、患者保持率、患者复诊率、医德医风考评等。

（4）学习与成长维度目标：努力提高 H 公立医院的科研教学水平，创建重点专科，大力引进和培养医学领军人才，提高医疗能力。相关指标：继续医学教育得分、带教研究生和实习人数、学历职称考评、学术论文发表、专科建设情况、申请课题数量、科研管理综合指标、职工满意度等。

（5）社会责任维度目标：展现公立医院的公共卫生功能，支援基层医疗卫生机构，进行重大突发事件紧急医疗救援和预防保健工作，积极完成援疆援藏、援外医疗等政府指令性任务。相关指标：向基层医疗卫生机构支援次数、预防保健工作完成情况、政府指令性任务完成情况、重大突发事件紧急医疗救援次数、援疆援藏的人数和次数、征兵和招生体检次数等。

德尔菲法又称为专家咨询法,是分别与专家们进行独立的咨询活动,咨询其对方案的意见和建议,将意见和建议汇总后再次向专家们咨询,如此经过多轮咨询,使专家们的意见趋于一致,最终得出结论的办法。本书选取的专家小组共有11人,包括在H公立医院长期从事科级及以上层面管理工作的专家5人和其他公立医院管理者6人。从工作经验上看,这11位专家从事医院管理工作均超过10年。本书通过发放问卷调查,让专家对指标库内每个维度的相关指标进行重要性判断,最后,结合专家的意见和建议,确定H公立医院的医院整体层面绩效考核指标体系。

表1-5 H公立医院整体层面绩效考核指标体系

维度(B)	一级指标(C)	二级指标(D)	内容
财务维度(B1)	经济效益(C1)	百元医疗收入耗材支出(D1)	百元医疗收入耗材支出=耗材支出/医疗收入×100
		净资产增长率(D2)	净资产增长率=(期末净资产-期初净资产)/期初净资产/在编人数×100%
		业务收支结余率(D3)	业务收支结余率=业务收支结余/(医疗收入+财政基本支出补助收入+其他收入)×100%
		医疗收入增长率(D4)	医疗收入增长率=本年医疗收入/上一年医疗收入×100%
患者维度(B2)	患者负担(C2)	门急诊患者人均医疗费用(D5)	门急诊患者人均次费用
		出院患者人均医疗费用(D6)	出院患者人均医疗费用
		药占比(D7)	药占比=药品收入/医疗收入×100%
	患者满意度(C3)	患者满意率(D8)	采取门(急)诊患者问卷调查、住院患者问卷调查和出院患者电话回访等方式,按照3:3:4的比例,综合评价确定病人满意度
		患者投诉例数(D9)	患者投诉的次数

续表 1-5

维度(B)	一级指标(C)	二级指标(D)	内　　容
内部流程维度(B3)	市场份额(C4)	市场占有率(D10)	外地患者占总患者人数比例
		患者保持率(D11)	老病人的回头率
	医疗服务质量(C5)	临床诊断和病理诊断符合率(D12)	手术前诊断和手术后病理诊断的符合率
		医疗服务质量综合指标(D13)	医疗服务质量标准的完成情况
		院感质量综合指标(D14)	医院感染管理标准控制情况
		医疗事故发生率(D15)	医疗事故发生次数
		行政管理质量综合指标(D16)	医院行政管理标准完成情况
	服务效率(C6)	职工人均服务量(D17)	人均服务量＝期末总服务量/在编人数
		电子病历使用率(D18)	电子病历应用覆盖率＝电子病历入库记录数/当期实际住院、就诊人次数×100%
		万元固定资产提供服务量(D19)	万元固定资产提供服务量＝服务量/(期末固定资产＋期初固定资产)/2×100%
		患者平均住院天数(D20)	平均住院天数＝出院者占总床日数/出院人数
学习与成长维度(B4)	人才建设(C7)	继续医学教育(D21)	继续医学教育学分
		职工满意度(D22)	按照1∶3∶6的比例,抽取院班子成员、中层干部和普通职工进行满意度测评
		学历、职称情况(D23)	学历、职称占比情况
	科研教学(C8)	论文发表(D24)	学术论文发表篇数
		重点专科数量(D25)	省级及以上重点专科数量

续表 1-5

维度(B)	一级指标(C)	二级指标(D)	内 容
社会责任维度(B5)	公共卫生职能(C9)	预防保健工作完成情况(D26)	开展健康教育、科普宣传、普及防病知识,开展重大疾病、传染病以及慢性病的防治和妇幼健康行业协管工作等
		重大突发事件紧急救援(D27)	重大突发事件紧急救援次数
		政府指令性任务完成情况(D28)	包括征兵和招生体检、120院前急救工作、重大活动医疗保障、援疆援藏、援外医疗等
		支援基层医疗卫生机构次数(D29)	支援基层医疗卫生机构次数

2. 指标权重的确定

在绩效考核指标建立完成后,本书对指标的赋权采取国际上广泛认可的层次分析法。层次分析法从系统的角度分析问题,并结合了定量与定性的方法确定权重,比主观赋权的结果更为客观、准确。具体步骤如下:第一步确定层次结构模型,在前面已经基本完成,将 H 公立医院的战略目标作为层次分析法的目标层,记为 A,下设的五个维度为准则层,记为 $B_i(i=1,2,3,4,5)$,下一层为一级指标层,记为 $C_i(i=1,2,\cdots)$,再下一层为二级指标,记为 $D_i(i=1,2,\cdots)$。具体层次结构见表 1-5。第二步,构建两两判断比较矩阵。本书运用专家咨询法,向 11 位专家发放问卷,依据 1~9 标度法进行打分(见表 1-6)。将各位专家的答案汇总,测算特定评估指标权重的平均值,并且进行一致性检验。

表 1-6 1~9 标度法

标度	含义
1	表示两个因素同等重要
3	表示一个因素比另一个因素稍微重要
5	表示一个因素比另一个因素比较重要
7	表示一个因素比另一个因素十分重要
9	表示一个因素比另一个因素绝对重要
2,4,6,8	为上述相邻判断的中值

由于数据计算量大,本书使用 yaahp11 版软件计算权重和一致性。下面以其中一位专家的咨询结果为例,构造五个绩效维度的比较判断矩阵,测算准则层相对于目标层的权重比例(如下表所示)。

表1-7 目标层权重判断矩阵

H公立医院绩效判断矩阵(A-B)	财务维度	内部流程维度	患者维度	学习与成长维度	社会责任维度
目标层					
财务维度	1	1/2	2	2	1/2
内部流程维度	2	1	2	3	2
患者维度	1/2	1/2	1	2	1/2
学习与成长维度	1/2	1/3	1/2	1	1/3
社会责任维度	2	1/2	2	3	1

对矩阵进行归一化处理,算得特征向量 $W=\{0.180\ 1, 0.340\ 4, 0.136\ 0, 0.086\ 5, 0.257\ 1\}$,最大特征值 $\lambda_{max}=5.130\ 1$,一致性比例为 0.029 小于 0.1,这表明矩阵通过一致性检验,得出的指标权重是合理的。所以准则层相对于目标层的指标权重为 $W=\{0.180\ 1, 0.340\ 4, 0.136\ 0, 0.086\ 5, 0.257\ 1\}$。

然后根据专家填写的其他矩阵进行一级和二级指标层的权重确定及一致性检验。分别构建指标层的两两比较矩阵并计算一级指标相对于准则层和二级指标相对于一级指标的权重。由于数据较多,本书省略计算过程,仅列明一级指标判断矩阵以及部分二级指标判断矩阵,并对每层指标测算的权重大小进行一致性检验。(见表1-8至表1-15)

表1-8 财务维度一级指标判断矩阵(B1-C)

财务维度(B1)	经济效益	患者负担	权重	一致性检验
经济效益	1	1/2	0.333 3	$CR=0<0.1$,通过
患者负担	2	1	0.666 7	

表 1-9　患者维度一级指标判断矩阵(B2-C)

患者维度(B2)	患者满意度	市场份额	权重	一致性检验
患者满意度	1	3	0.7500	$CR=0<0.1$,通过
市场份额	1/3	1	0.2500	

表 1-10　内部流程维度一级指标判断矩阵(B3-C)

内部流程维度(B3)	医疗服务质量	服务效率	权重	一致性检验
医疗服务质量	1	3	0.7500	$CR=0<0.1$,通过
服务效率	1/3	1	0.2500	

表 1-11　学习与成长维度一级指标判断矩阵(B4-C)

学习与成长维度(B4)	人才建设	科研教学	权重	一致性检验
人才建设	1	2	0.6667	$CR=0<0.1$,通过
科研教学	1/2	1	0.3333	

表 1-12　经济效益二级指标判断矩阵(C1-D)

经济效益(C1)	医疗收入增长率	净资产增长率	业务收支结余率	百元医疗收入耗材支出	权重	一致性检验
医疗收入增长率	1	2	1/2	2	0.2761	$CR=0.0454$<0.1,通过
净资产增长率	1/2	1	1/2	1/2	0.1381	
业务收支结余率	2	2	1	2	0.3905	
百元医疗收入耗材支出	1/2	2	1/2	1	0.1953	

表 1-13　患者负担二级指标判断矩阵(C2-D)

患者负担(C2)	门急诊患者人均医疗费用	出院患者人均医疗费用	药占比	权重	一致性检验
门急诊患者人均医疗费用	1	1/2	1/2	0.1958	$CR=0.0516$<0.1,通过
出院患者人均医疗费用	2	1	1/2	0.3108	
药占比	2	2	1	0.4934	

表 1-14 患者满意度二级指标判断矩阵(C3-D)

患者满意度(C3)	患者满意率	患者投诉例数	权重	一致性检验
患者满意度	1	2	0.666 7	$CR=0<0.1$,通过
患者投诉例数	1/2	1	0.333 3	

表 1-15 市场份额二级指标判断矩阵(C4-D)

市场份额(C4)	市场占有率	患者保持率	权重	一致性检验
市场占有率	1	2	0.666 7	$CR=0<0.1$,通过
患者保持率	1/2	1	0.333 3	

同理,用层次分析法对 11 位专家的评分进行统计分析,求出平均值,综合各个维度和维度下各指标的权重设计,在对其进行多层次测算后,最终得出 H 公立医院绩效考核指标体系,如表 1-16。

表 1-16 H 公立医院绩效考核指标权重

维度(B)	一级指标(C)	二级指标(D)	权重
财务维度(B1)	经济效益(C1)	百元医疗收入耗材支出(D1)	0.011 7
		净资产增长率(D2)	0.008 3
		业务收支结余率(D3)	0.023 4
		医疗收入增长率(D4)	0.016 6
	患者负担(C2)	门急诊患者人均医疗费用(D5)	0.023 5
		出院患者人均医疗费用(D6)	0.037 3
		药占比(D7)	0.059 2
患者维度(B2)	患者满意度(C3)	患者满意率(D8)	0.068 0
		患者投诉例数(D9)	0.034 0
	市场份额(C4)	市场占有率(D10)	0.022 7
		患者保持率(D11)	0.011 3
内部流程维度(B3)	医疗服务质量(C5)	临床诊断和病理诊断符合率(D12)	0.073 3
		医疗服务质量综合指标(D13)	0.064 4
		院感质量综合指标(D14)	0.054 8
		医疗事故发生率(D15)	0.035 7
		行政管理质量综合指标(D16)	0.027 1

续表 1-16

维度(B)	一级指标(C)	二级指标(D)	权重
	服务效率(C6)	职工人均服务量(D17)	0.023 5
		电子病历使用率(D18)	0.016 6
		万元固定资产提供服务量(D19)	0.011 7
		患者平均住院天数(D20)	0.033 2
学习与成长维度(B4)	人才建设(C7)	继续医学教育(D21)	0.017 9
		职工满意度(D22)	0.011 3
		学历、职称情况(D23)	0.028 4
	科研教学(C8)	论文发表(D24)	0.009 6
		重点专科数量(D25)	0.019 2
社会责任维度(B5)	公共卫生职能(C9)	预防保健工作完成情况(D26)	0.050 2
		重大突发事件紧急救援(D27)	0.071 0
		政府指令性任务完成情况(D28)	0.100 4
		支援基层医疗卫生机构次数(D29)	0.035 5

3. 科室绩效考核指标设计

在确定了 H 公立医院的战略目标，构建战略地图，基于平衡计分卡设计 H 公立医院整体绩效考核指标体系后，为了更好地将医院战略目标转化为行动，我们需要将上文设计的绩效考核指标体系进一步分解到科室，从而有效解决科室目标与医院整体目标不一致的问题。本书以检验科为例，通过以下四个步骤进行分解，获得检验科的绩效考核指标体系。

第一步，将表 1-16 中平衡计分卡五个维度的指标分解到各个科室，保证科室的绩效考核指标与 H 公立医院的战略目标相挂钩。在分解时依据该指标是否对该科室具有直接驱动力和权责是否对等原则进行划分。具体操作见表 1-17，绘制绩效考核指标分解矩阵。前三纵列是根据战略目标分解获得的整体绩效考核指标，后面纵列是 H 公立医院的各个科室和部门，如果该指标符合权责对等和可控原则，那么就在相应的位置打"√"。以检验科为例，一些资产管理指标与财务指标是该科室不可控的指标，对该科室不具有直接驱动力，比如该科室的业务不涉及药品，对药占比这个指标不具备可控性，不能被纳入检验科的绩效考核指标体系中。

表 1-17 绩效考核指标分解矩阵

维度	一级指标	二级指标	检验科	……
财务维度	经济效益	百元医疗收入耗材支出	√	
		净资产增长率		
		业务收支结余率		
		医疗收入增长率	√	
	患者负担	门急诊患者人均医疗费用		
		出院患者人均医疗费用		
		药占比		
患者维度	患者满意度	患者投诉例数	√	
		患者满意率	√	
	市场份额	患者保持率		
		市场占有率		
内部流程维度	医疗服务质量	临床诊断和病理诊断符合率		
		医疗服务质量综合指标	√	
		院感质量综合指标	√	
		医疗事故发生率	√	
		行政管理质量综合指标	√	
	服务效率	职工人均服务量	√	
		电子病历使用率		
		万元固定资产提供服务量	√	
		患者平均住院天数		
学习与成长维度	人才建设	继续医学教育	√	
		职工满意度	√	
		学历、职称情况	√	
	科研教学	论文发表		
		重点专科数量		
社会责任维度	公共卫生职能	预防保健工作完成情况	√	
		重大突发事件紧急救援	√	
		政府指令性任务完成情况	√	
		支援基层医疗卫生机构次数	√	

第二步,分析其他部门对检验科的需求,从而完善指标体系。可以由负责绩效管理的部门或者专门的委员会组织各个科室的负责人讨论和提交对检验科的相关需求和质量要求等,并且通过会议等形式对科室间存在的问题进行集中讨论和分析,从而整理出各个科室对检验科的需求表格。然后将各个科室部门对检验科的需求转化为相应的考核指标,进一步完善指标体系。需要注意的是,有些要求对应多个考核指标,有些要求可以通过一个考核指标来衡量。具体操作见表 1-18。

表 1-18 检验科需求分析表

其他科室/部门	要求	指标
医务部	医疗质量管理:(1)医疗文件(例如检验报告单)的质量管控;(2)检验专业技术人员资质;(3)急诊检验的时间要求;(4)危急值报告制度是否合理和规范;(5)检验结果管理	医疗文件合格性、急诊检验报告及时性、危急值报告合规性、检验专业技术人员持证率、检验结果正确率
办公室	科室工作计划的实施情况、科室学习情况	科室管理、专科建设情况
宣教科	健康宣传等公益活动的参与度	健康宣传活动开展或参与次数
审计科	科室基金管理规范、绩效考核奖金二次分配情况	科室财务管理合规性、科室绩效奖金管理合规性
保卫科	劳动纪律的遵守情况、消防安全知识掌握以及禁烟情况、危化品管理情况	员工出勤率、危化品管理规范性、消防安全管理
医疗器械科	大型设备维护情况、检测系统的完整性和有效性	大型设备使用和维护的规范性、检测系统的完整性和有效性
感染管理科	实验室生物安全分区、安全防护设施的配备情况、消毒措施、传染病职业暴露后的应急措施、废弃物和废水的处理措施、微生物菌种和毒株的管理措施、医院感染控制和传染病防治管理	科室感染控制、科室感染应急措施管理、污染事件发生率
科教科	继续医学教育学分、科室论文发表情况	论文发表、继续医学教育学分
医疗服务部	投诉管理、患者满意度管理、危重病人的陪送陪检率、志愿者服务工作	医疗事故发生率、患者投诉例数、患者满意率、志愿者活动参与度、危重病人的陪送陪检率

续表 1-18

其他科室/部门	要求	指标
财务科	医疗收入、人均服务收入、人均检查人次、百元医疗收入消耗材料支出、均次材料消耗费用	百元医疗收入耗材支出、医疗收入增长率、人均医疗收入增长率、职工人均服务量、均次材料消耗费用

第三步，分析检验科的科室职能，推导出相应的指标。分析该科室的日常活动和工作职能，判断该科室在医院整个日常运营中承担的责任，将这些职能转化为相应的指标。具体操作见表 1-19。

表 1-19 检验科职能指标分析表

检验科科室职能	对应指标
负责提供临床基础检验、临床生化学检验、临床免疫学检验、临床微生物学检验等专业的检测报告，并且确保检测报告的准确、及时和信息完整。	检验报告合格率、检验报告及时率
严格执行临床检验项目的标准操作规范和流程，遵守检验仪器的标准操作和维护，保证检测系统的完整性和有效性。尤其是大型设备的维护和定期校准。	设备维护频率、检测系统的完整性
加强临床试验室生物安全管理，实行实验室生物安全分区，确保安全防护设备配备齐全。根据生物危害风险，保证生物安全防护水平达到相应的生物安全防护级别。	实验室生物安全等级
加强科室以及医院的感染预防和控制工作，规范传染病职业暴露后的应急措施。妥善处理医疗废物。	感染控制、感染应急应对、污染事件发生率
加强医患沟通，注意沟通技巧。提高患者满意度，降低投诉率，减少医疗不良事故，正确应对医患纠纷。	患者满意度、投诉率、医疗不良事故发生率
积极参与健康教育、健康促进和健康咨询等多种形式的公益性社会活动。	开展或参加公益活动次数
积极参与政府指令性任务，包括征兵和招生体检、120院前急救工作、重大活动医疗保障、援疆援藏、援外医疗等。	政府指令性任务完成情况、重大突发事件紧急救援

第四步，将以上三个步骤获得的考核指标进行汇总，按照 SMART 原则，对这些指标进行对比、检查、筛检以及优化。最后，结合平衡计分卡五个维度获得最终的检验科绩效考核指标体系。

表 1-20 检验科绩效考核指标体系

维度	一级指标	二级指标
财务维度	经济效益	百元医疗收入耗材支出
		均次材料消耗费用
		医疗收入增长率
患者维度	患者满意度	患者投诉例数
		患者满意率
内部流程维度	医疗服务质量	医疗服务质量综合指标
		科室感染质量综合指标
		科室管理质量综合指标
		医疗事故发生率
		感染、污染事件发生率
	服务效率	人均检查人次
		万元固定资产提供服务量
学习与成长维度	人才建设	职工满意度
		学历、职称情况
		继续医学教育
		检验专业技术人员持证率
	科研教学	论文发表
社会责任维度	公共卫生职能	预防保健工作完成情况
		重大突发事件紧急救援
		政府指令性任务完成情况
		支援基层医疗卫生机构次数

医院的科室和部门种类较多,各个科室的业务相差很大,因此,需要针对不同科室的特点和职能来设计绩效考核指标体系。本书由于篇幅有限,不对所有的科室或者部门进行一一的指标体系设计,也不再使用专家咨询法和层次分析法计算检验科的考核指标权重。

4. 职工绩效考核方法设计

一般来说,在设计医院普通职工的绩效考核方法时,将医院和科室的考核指标直接分解到职工个人并不是十分有效。因为个人对医院整体绩效的影响较小,对上文设计的考核指标不具备直接驱动性,另外,平衡计分卡的五个维度也不太适合直接运用于个人的考核方法设计中。H 公立医院按岗位可以分为临床、医技、护理、行政和其他,不同岗位的工作性质不同,考核标准也会有很大差异。因此,不同科室的普通职工绩效考核指标可以通过科室内部讨论、设计制定,并且提交医院相关部门审核和备案。H 公立医院可以制定岗位绩效考核的设计原则、方针以及建议,从而保证各个科室制定的考核方法与科室绩效目标相统一。对于医院管理层以及各个科室负责人的绩效考核方法,由负责绩效管理的部门制定,需要注意的是要将医院或者科室的整体绩效考核结果纳入对领导个人的绩效考核方案中。本书只以检验科为例,结合检验科原有的科室绩效工资二次分配方案中的考核方法以及科室的绩效考核指标体系,设计检验科一般职工的绩效考核方案。

对于一般职工,可以从医疗服务能力水平、工作业绩、学习与成长以及社会责任四个维度进行考核。具体考核指标见表 1-21。

表 1-21 检验科一般职工绩效考核指标

维度	指标	分值
医疗服务能力水平维度 (20 分)	医疗投诉例数	5 分
	出勤率	5 分
	医疗操作规范性	10 分
工作业绩维度 (60 分)	所在诊疗组的百元医疗收入耗材支出	5 分
	所在诊疗组的超产率	20 分
	个人质量与安全业绩	30 分
	岗位风险	5 分
学习与成长维度 (10 分)	论文发表数	5 分
	科研立项和结题	5 分
社会责任维度 (10 分)	政府指令性任务参加次数	5 分
	健康宣传等活动参加次数	5 分

其中,个人质量与安全业绩由所在诊疗组的组长对组内各成员进行打分;岗位风险需要结合所在岗位的责任、风险、压力、收入、工作特点等因素确定分值,例如,负责门急诊工作的风险和压力最大,岗位风险得分最高为

5分;所在诊疗组的超产率等于本月工作量除以前一年的组工作量,分值等于本组超产率除以最高组超产率,再乘以20分。

在设计检验科主任的绩效考核指标时,还需要加上科室管理维度,可以以该科室的绩效考核结果作为参考指标。

(三) H 公立医院绩效管理体系设计

1. 绩效计划制定环节

绩效计划制定环节是 H 公立医院整个绩效管理的前提和基础,包含以下三个步骤。

(1) 确定绩效管理的组织者。H 公立医院原来的绩效管理是由质管部负责,但是,绩效管理的被考核对象应该包括医院所有人员和业务活动,由质管部负责绩效管理在业务范围和能力上存在局限性。因此,H 公立医院可以成立专门的绩效管理小组,小组组长由院长担任,小组成员包括各个科室和部门的主要负责人。这是因为医院具有特殊性,在制定绩效计划时不仅需要行政类的专业人员提供管理上的支持,还需要临床和医技科室的负责人提供医学知识的支持。并且需要对小组成员进行绩效管理的相关培训,确保其了解公立医院绩效管理的基本概念、理论基础、管理工具、沟通技巧等,以便科室负责人能够更好地进行科室绩效管理。

(2) 确定 H 公立医院的绩效目标。绩效目标应该由 H 公立医院的战略目标转化而来,同时也是绩效考核指标设计和考核的基础。绩效目标的制定可以借助绩效管理工具,如采用平衡计分卡作为目标制定的辅助工具。另外,绩效目标的制定需要医院全员的参与,只有医院和职工共同认可的绩效目标才能真正对职工产生激励作用。但是,由于 H 医院职工人数多,全员参与讨论制定不具备可行性。因此,绩效管理小组应该在年初进行开会讨论,根据 H 公立医院去年的绩效水平和绩效目标实现情况,结合医院的战略目标和短期目标,确定本年度的医院整体绩效目标。并且在 OA 系统上进行公示,开通意见征集渠道,鼓励全院职工提出问题和建议。

在确定了医院整体绩效目标后,需要将整体绩效目标分解到各个科室,从而确定各个科室的绩效目标。通过将医院整体绩效目标转化为相对应的医院业务流程,将业务流程与科室的业务相挂钩,根据对应的流程目标确定科室的绩效目标。接着,将科室的绩效目标分解到个人,确定岗位绩效目标。通过分析判断该科室业务流程中对科室绩效目标产生影响的要素，从而将流程要素目标确定为岗位的绩效目标。科室和岗位的绩效目标除了按照以上步骤进行分析外，还需要在科室内部进行讨论达成一致意见，确保职工了解和认同所在科室和所在岗位的绩效目标。最终确定医院、各个科室和不同岗位的绩效目标。

（3）制定绩效考核流程。

① 确定考核周期。一般来说，医院绩效考核的时间应该与考核的目的相匹配。当绩效考核作为绩效工资发放依据时，考核周期应该和绩效工资发放周期相一致。当绩效考核作为职工培训依据时，绩效考核应该在职工提出培训需求或者医院发现科室或者岗位绩效水平下降时，或者新的医疗技术出现和需要时进行。当绩效考核作为职工晋升依据时，绩效考核应该在医院出现岗位空缺或者需要提升某类岗位职工时进行。因此，医院绩效考核应该由定期与不定期考核组成，定期考核包括年度考核、半年度考核和月度考核。

医院整体层面的绩效考核包括半年度考核和年度考核，在每年6月底以及年末进行考核，衡量医院上半年、下半年和全年的绩效目标完成情况。科室和个人绩效考核包括月度考核和年度考核，在每个月月末的五个工作日内进行科室和个人绩效考核，年末根据每个月的绩效考核结果进一步核算形成年度绩效考核结果。

② 设计绩效考核指标体系。根据医院战略目标和绩效目标，设计医院整体、科室和个人的绩效考核指标体系。具体步骤已在上文叙述。值得注意的是，在设计绩效考核指标时不仅需要专家的咨询意见，还需要与相应科室和职工进行反复讨论，达成一致意见。由科室内部讨论设计的岗位绩效考核方案需要提交绩效管理小组进行审核和备案。

③ 确定考核人员。绩效管理小组在各个科室抽调人员组成考核小组进行培训，确保考核者了解考核内容、考核方法，并且严格遵循绩效考核流程。针对医院、科室以及管理层的绩效考核，需要不同部门的考核人员根据其部门职能进行组织。针对一般职工的绩效考核，由所在科室负责人负责。

④ 设计绩效考核流程。绩效考核流程包括五个步骤：第一步，分析医院战略目标，确定医院、科室和岗位的绩效目标；第二步，确定和培训绩效考

核人员,设计绩效考核指标体系、考核方法、周期和流程;第三步,收集绩效考核所需的相关信息和数据;第四步,运用收集到的信息和数据形成绩效评价初步结果;第五步,与被考核对象面谈,就考核结果达成一致意见,最终确定绩效考核结果和对应等级。

通过以上三个步骤制定 H 公立医院本年度的绩效计划,并且在医院与科室,科室与职工之间签订明确的绩效合约。在绩效计划阶段,除了在流程和制度上进行设计外,还需要进行相应的保障措施。要确保医院管理层对绩效管理的全面支持,保证管理层充分和正确理解绩效管理,支持将绩效管理运用于医院管理中。还需要对医院全体职工进行相关培训。具体内容在下文保障措施中详细叙述。

2. 绩效计划实施环节

绩效计划实施环节是绩效管理小组组织医院全体职工按照绩效计划环节中制定的计划实施。绩效管理小组和绩效考核小组在绩效实施过程中需要注意以下几点:

(1) 注意信息的收集,确保信息的完整性、准确性和有效性。在医院的日常活动中会产生大量的信息和数据,除了借助信息系统进行收集外,还需要借助其他的方法,例如线上线下发放问卷调查、患者回访等。在信息收集中,要求小组成员尽量确保收集到的信息有文字形式的证明,标明信息来源、时间、地点、对象,以便于之后的使用。

(2) 对职工进行绩效辅导。绩效管理不仅仅是通过绩效考核来了解绩效水平,还可以通过绩效目标和绩效考核指标来帮助科室负责人提高职工的绩效水平。在明确科室和岗位绩效目标和考核标准后,科室负责人可以更加有针对性地指导和培训职工。

① 科室主任与职工就绩效目标与绩效考核指标达成统一,可以确保绩效目标和绩效考核指标对职工产生激励作用,进而正确引导职工的行为。

② 完善的绩效管理计划能够帮助科室负责人有效管理和监督职工的行为,明确知道职工在不同的工作时间和地点应该完成的工作内容和质量,从而准确把握职工的工作进度、工作状态和工作质量,并及时与职工进行沟通并有效激励。

③ 帮助职工解决问题。职工在完成绩效目标过程中,必然会遇到难题

和困惑。科室主任需要及时帮助职工解决问题,通过科室会议等形式集思广益,在物质和精神上提供必要的支持。在这个过程中,还能够发现绩效计划中不合理的部分,及时进行改进。

④ 科室主任需要对科室和职工的绩效目标与实际绩效水平进行分析,寻找产生差距的原因,并且反馈给职工个人以便改进。

3. 绩效考核与反馈阶段

在绩效计划制定和实施的基础上,绩效管理小组要组织考核人员按照考核流程进行绩效考核。在绩效考核中,考核人员要按照规定的考核周期和考核方法,根据收集到的信息、数据以及考核指标计算绩效水平,最终针对考核对象形成绩效报告,包括绩效水平以及与绩效目标差距的分析。绩效水平与绩效目标存在差距的原因一般有两种,一是被考核对象存在问题,二是绩效目标和考核方案设计不合理。需要针对不同的原因进行相应的改进。在获得绩效考核结果后,要及时地反馈给职工,并注意沟通方式和技巧,确保职工真正认可绩效考核结果。

在考核过程中要确保准确性和公正性。准确性一方面受到考核人员主观因素的影响,另一方面也受到绩效实施环节数据收集准确性和考核指标设置合理性的影响。因此,需要通过对考核人员进行专业培训、提高信息收集质量以及合理设置绩效考核指标的方式,保证考核结果的准确性。在公正性方面,一方面引入职工申诉制度,另一方面确保绩效管理小组的有效审查和监督。绩效管理小组除了需要组织绩效计划制订、实施和考核外,还需要定期与不定期进行审查和监督。定期审查周期为季度,审查内容包括考核小组是否按照流程进行审核,职工是否了解自身的绩效目标与考核方式,科室负责人是否严格遵循提交的考核方案对科室职工进行考核,双向沟通渠道是否畅通和有效等。

为了确保绩效考核结果有效反馈给被考核方,采取以下方式进行沟通与反馈。首先,针对医院整体的绩效考核结果,在年中和年末开展总结会议,确保中级及以上的管理层参加,就绩效结果进行总结和讨论,并且将会议内容和结果在 OA 系统上进行公示。其次,针对科室绩效考核结果,在每一个月月初和年末开展科室全体会议,确保每一名职工尽量出席。会议就上一个月和全年科室的绩效考核结果进行汇报和问题分析总结,会后科室负责人要向绩效管理小组提供月度和年度总结报告。最后,针对职工个人的绩效考核结果,由上一级领导采用适当的方式进行沟通和反馈,可以是正式,也可以是非正式的方式,但是要确保与职工进行面对面的沟通并且获得职工的反馈。

4. 绩效运用与改进环节

绩效运用与改进环节,可以说该环节既是上一个阶段绩效管理的终点,也是下一个阶段绩效管理的起点。绩效考核结果可以运用于以下几个方面。

(1) 对下一阶段的绩效管理体系进行改进和完善。一个科学的绩效管理体系必定是在持续地改进和完善。通过对绩效考核结果的分析可以了解医院绩效管理流程中存在的问题并对其进行改进。例如绩效结果与目标相差太大,说明绩效目标制定不合理,可以作为确定下一年医院绩效目标的依据。

(2) 对医院和科室总体管理能力的诊断和改进。通过医院和科室绩效考核结果来了解医院管理层和科室负责人的管理水平,以小见大,根据绩效结果分析医院管理活动存在的问题并进行改进。

(3) 将绩效考核结果在 H 公立医院官网上进行公开,为群众提供了解和选择医院就医的参考依据。

(4) 将绩效结果运用于对医院全体职工的激励,包括以下两点。

① 为设计绩效工资方案提供决策基础,使得医院的薪酬体系更加公平化。由于 H 公立医院原有的绩效工资分配方案存在问题不大,相对体现了科学性、公平性和合理性,因此,本书在原有的方案基础上加以改进形成新的分配方案。首先,H 公立医院院长的绩效工资根据 D 市的相关规定,由公立医院管理委员会考核发放,本书不讨论。其次,针对科室普通职工的分配方案做出改进,将季度绩效工资归集到月度绩效工资中,只有月度和年度绩效工资。对月度科室绩效工资总额的计算公式进行改进,由于科室绩效考核指标中已经包括重要考核指标,因此将其归入科室管理考核中,科室绩效工资总额=绩效核算+进修返聘补贴±科室管理考核,其中绩效核算部分根据科室工作量确定,利用新引进的绩效管理系统和 RBRVS 方法确定绩效核算,科室管理考核部分则根据科室月度绩效考核结果计算。对年度

科室绩效工资仍然按照原来的计算方法,以科室年度绩效考核结果为计算依据,科室根据职工绩效考核指标体系设计科室二次分配方案,并且提交绩效管理小组审核。以检验科为例,对其原来的分配方案进行改进,个人绩效分值由岗位考核(30分)和个人绩效考核(70分)两部分组成,岗位考核仍按原来的岗位系数确定得分,个人绩效考核分值=个人绩效考核最终分数×70%。第三,科室负责人的绩效工资由绩效管理小组根据其考核结果发放。

② 作为职工升迁、职称评选以及学习培训等方面的依据。针对这些方面,除了可以依据个人月度和年度的绩效考核结果外,根据需要再进行不定期的绩效考核。将个人绩效考核结果分为四大类:优秀、良好、合格与不合格。划分区间根据相同类别、相同等级的全部职工的绩效考核结果确定。将结果由高到低排序,位于前15%为优秀,前15%到前25%为良好,前25%到前60%为合格,60%之后为不合格。对于考核结果不合格的职工需要调整其工作岗位,取消评优资格,情况特别恶劣的降低职称等级甚至开除;对于合格的职工进行指导和鼓励;对于良好和优秀的职工进行有意识地培养,并作为提拔的依据。只有良好及以上等级的职工才有资格参加高一级职称评定和外出培训学习。

5. 确保持续和有效的沟通

在绩效管理循环中,沟通与反馈环节应该贯穿于整个绩效管理流程中。绩效管理需要医院各个科室、部门,各个岗位的职工参与。绩效管理的目的在于发现医院、科室、职工在实现绩效目标过程中存在的错误,与目标之间存在的差距,并且针对这些问题有计划地对职工进行辅导、培训学习,通过提高职工的个人绩效,从而提高整个医院的绩效水平。因此,在医院内搭建组织与职工的双向沟通机制,有助于职工参与到医院绩效管理的计划、实施、考核、运用中来。它不仅能够保证绩效管理流程的有效运行,还能保证医院内部管理的公正公开,以及职工的团队协作能力,提高职工对医院的归属感和满意度。

(1) 绩效计划制定环节。在设定绩效目标时需要充分沟通和反馈。在制定绩效计划时,医院管理层需要就绩效目标、绩效标准与各个科室负责人进行充分沟通,达成一致意见,签订明确的绩效合约。各个科室与部门也需要同职工进行沟通签订绩效契约,作为考评的依据,保证职工明确和同意自身的绩效目标、考核的标准。因此，在绩效计划制定环节，既需要职工的参与和承诺，又需要管理层和职工互动式的沟通。

(2) 绩效计划实施环节。在绩效计划实施过程中，需要医院领导和职工的双向沟通。科室负责人在绩效计划实施过程中发现职工存在的问题，应当及时向其提出，并且根据存在的问题进行有针对性的辅导。鼓励职工向绩效管理小组反映绩效管理的感受和看法，遇到的困难和疑惑，这有助于帮助组织调整和改善绩效计划。

(3) 绩效评价环节。医院应该设置绩效申诉制度，给职工一定的话语权。在公布绩效考核结果前，将初步结果通知给各个职工，如果职工对绩效结果不认可或者认为绩效考核环节存在程序上的错误，考评者违反了绩效考核相关规定，可以向医院的绩效管理小组和考核小组进行申诉。在经过绩效申诉环节，并且和申诉的职工达成一致意见后，再公布绩效考核结果。

(四) H 公立医院绩效管理优化的保障措施

1. 注意绩效沟通技巧

绩效沟通与反馈贯穿在绩效管理的各个环节，是保证绩效管理流程有效实施的重要环节。除了建立组织与职工双向沟通的机制外，运用适当的绩效沟通技巧能够帮助绩效管理人员更准确、更多地获取职工的真实想法和意见。职工也需要沟通技巧来更好地表达自己的看法。由于谈话目的的不同，管理人员应该根据绩效管理的目的和要求，以及被面谈者的特质，选择一种或多种沟通方式，包括书面报告、社交工具、会议、聊天等形式。在绩效沟通前要做好大量的准备工作，对沟通内容精心设计，比如沟通的目的、沟通的对象、沟通的地点、沟通的时间、沟通的方式等。在沟通过程中需要注意沟通技巧，比如在指出错误时不要针对人，而是针对某种行为。对职工反馈的信息在沟通时让反馈者重复一遍，确保反馈信息来自反馈者的真实想法。在绩效沟通过后，对于职工提出的意见和困惑及时做出反馈。

2. 信息技术的充分利用

在绩效实施和评价环节，对医院信息和数据的质量要求很高。绩效考核指标体系中包括定量和定性指标，财务和非财务指标，这些指标的衡量都需要借助大量基础数据来支撑。因此，需要医院配备先进的信息系统来满足绩效考核环节对于数据的收集以及处理要求。另外，充分利用信息系统还可以帮助医院节约信息收集成本,降低误差率。

H公立医院在2017年引进北京保成医院管理有限公司的绩效管理系统,该系统以工作量量化考核为主,细化了工作内容、技术、风险、项目等。医院结合信息化建设,形成了以工作量为基本计奖依据,以成本控制为核算基础,以医疗质量、医疗安全、服务质量、医德医风为考核指标的绩效工资考核分配体系。同时,H公立医院还配备OA、HIS系统。H公立医院应该充分利用OA、HIS以及绩效管理系统,指导职工正确、规范使用系统,尽量确保工作在系统中完成,从而降低绩效考核数据的收集难度和成本,提高数据的准确性和真实性,为绩效管理改革提供技术上的支持。

3. 提高全员绩效管理水平

医院的大部分职工,包括科室负责人都只具有医学专业背景,对于绩效管理这些管理学知识可能相对陌生,在实施时没有相关理论知识作支持,容易陷入误区。就H公立医院具体调研情况来看,事实也是如此。因此,在实施绩效管理前需要对医院职工针对不同部门和岗位进行有针对性的培训。需要注意的是:① 要分层培训,比如分成院级干部、中级以上干部、绩效管理委员会、科室和部门培训等;② 针对不同部门进行专业化培训,比如对职能部门进行行政管理方面的培训,对医技科室进行医技绩效考核和管理方面的培训;③ 随着绩效管理实施的不断深入,根据需求进行阶段性培训;④ 对绩效管理部门的考核人员进行职业素质和能力的培训也十分重要,绩效考核是一项容易受到人为因素干扰的工作,对于绩效考核中定性指标的评估容易受主观判断的影响,因此必须对评估人员实施相关的培训。

第二章 卫生服务中心绩效管理研究
——基于 S 卫生服务中心案例

第一节 研究背景

社区卫生服务中心是城市医疗卫生服务体系的主体,是我国医疗卫生体系的重要组成部分。社区卫生服务中心的主要功能是"以维护社区居民健康为中心,提供疾病预防与控制等公共卫生服务、一般常见病及多发病的初级诊疗服务、慢性病管理和康复服务"(《卫生部关于印发〈城市社区卫生服务机构设置原则〉等三个文件的通知》)。社区卫生服务中心以城市优质医疗资源为依托,同时在地理上深入社区,是实施分级诊疗制度的重要一环。提高社区卫生服务中心的服务能力和效率,进一步加强构建城市卫生服务网络,是关系到亿万人民健康的重大任务。

我国近几年来十分重视包括社区卫生服务中心在内的基层医疗建设。2009 年,《中共中央国务院关于深化医药卫生体制改革的意见》提出要全面加强公共卫生服务体系建设。2016 年 8 月,我国 21 世纪以来的第一次卫生与健康大会在北京召开,习近平总书记在会上指出"要坚持正确的卫生与健康工作方针,以基层为重点,以改革创新为动力,预防为主,中西医并重,将健康融入所有政策,人民共建共享",强调了基层医疗在卫生与健康工作中的重要性。2016 年 10 月,中共中央国务院发布了《健康中国"2030"规划纲要》,提出要强化覆盖全民的公共卫生服务,以促进社会的公平公正。自 1997 年国家发布文件要求加强公共卫生服务建设以来,我国政策始终关注基层医疗的发展,加强社区卫生服务中心的建设是国家政策的要求。

经过20年的发展建设,我国社区卫生服务中心的建设取得了一定成效,人民群众"看病贵、看病难"的情况有所缓解,但这个矛盾仍然十分突出,分级诊疗制度的落地效果仍不够理想。究其原因,分级诊疗的四项基本内容(基层首诊、双向转诊、急慢分治、上下联动)都离不开社区卫生服务中心,而实际上,目前社区卫生服务中心的服务质量还难以满足居民的需求,进而不被群众所认可,这极大地影响了社区卫生服务中心发挥其应有的作用。而卫生服务从业人员作为服务的提供者,其质量和数量直接影响社区卫生服务中心所提供的服务质量。

有文献表明,目前社区卫生服务从业人员的工作满意度有待提高,工作压力大,职业倦怠检出率较高,卫生服务从业人员的工资低、福利差,并且绩效方案无法使高质量的服务产出得到相应的回报(Li X et al.,2017;张宝燕等,2017;邹雨霞等,2014;顾文娟等,2012;宋奎勋,2014;张楠等,2013)。职业倦怠和工作满意度差容易使全科医生产生离职倾向,宋奎勋(2014)、姚卫光(2011)的研究均发现社区卫生服务中心的从业人员有着较高的离职倾向,更为严重的是,从社区卫生服务中心流出的人员多为高学历、高职称的医技人员(吴少玮,2010),这对本就堪忧的社区卫生服务状况来说更是雪上加霜,而完善"付出—回报"的绩效管理体系可以减少这种离职倾向(常广明等,2016)。很多研究均表明,社区卫生服务中心的绩效管理存在着指标设置不合理、组织管理不完善、激励机制不健全、政策法规不完备、负责人的责任与权限不清晰、执行不力等问题,绩效管理体系亟须完善(孙玉凤等,2014;彭迎春等,2011a;李永斌等,2013)。

如果社区卫生服务中心不能吸引优秀的人才、防止人才流失、规范人才行为,那么其服务质量就会下降,进而导致群众的不认可,从而使社区卫生服务中心的发展受限,最终陷入更加缺乏人才的死循环中,这样下去分级诊疗制度便难以起效,"看病贵、看病难"问题将持续困扰着人民群众。建立科学有效的社区卫生服务中心员工绩效管理体系,可提升医务人员满意度,提高服务效率和改善服务质量(韩琤琤等,2009;王兆为等,2013)。基于此,国家也多次发布文件以引导各地加强社区卫生服务中心的绩效管理体系建设,改革人事制度,完善收入分配制度,建立科学的绩效评价体系。

S社区卫生服务中心的运作模式为政府购买社区卫生服务。政府购买服务模式是政府提升其服务能力的一个重要举措，是指政府将提供社区卫生服务的事项交给符合一定标准的社会机构或市场组织来完成，并评估该机构或组织提供服务的数量和质量，根据评估结果支付费用。这种模式不同于政府直接举办的社区卫生服务提供模式，其政府补助的金额相对较少，并且由于引入了市场竞争因素，政府购买模式对社区卫生服务质量的要求更高，这些都对S社区卫生服务中心的生存和发展造成莫大的挑战。但又由于该中心不是政府举办的，在政策上自由度也更高一些，这为中心建立更灵活的绩效管理体系创造了有利条件。在这种背景下，一套合理、完善的绩效管理体系对于S社区卫生服务中心吸引人才、留住人才、提高服务质量并进而谋求生存发展具有重要意义。

第二节 国内外研究现状

一、国内研究现状

自2006年《关于发展城市社区卫生服务的指导意见》（国发〔2006〕10号）发布起，我国学者开始了对基层医疗卫生机构的绩效管理研究。但由于研究刚刚起步，而且绩效管理在社区卫生服务中心的重要性尚未得到足够的重视，这阶段的研究尚少。2009年，《关于印发〈公共卫生与基层医疗卫生事业单位实施绩效工资的指导意见〉的通知》（人社部发〔2009〕182号）发布，指出将要在基层医疗卫生事业单位实施绩效工资，从此相关研究开始增多。目前，我国学者对社区卫生服务中心绩效管理的研究类别主要以现状分析和绩效管理体系构建为主。

（1）在现状分析方面，学者们主要指出目前社区卫生服务中心绩效管理中存在的问题，以及加强绩效管理的意义。总体来看，目前社区卫生服务中心的绩效管理普遍存在诸多问题。比如绩效考核指标设置不合理、导向不明确、组织管理不完善、执行不力、绩效考核信息化程度不高、绩效考核结果应用不充分等问题（张蕾、刘诗强，2016；孙玉凤等，2014；彭迎春等，

2011a;李永斌等,2013)。

而完善绩效管理体系具有重要意义。对于社区卫生服务中心来说,一套以公共卫生服务为导向的绩效管理体系可以通过引导员工更多地关注公共卫生服务,从而有效促进社区公共卫生服务的发展(黄浩等,2014)。另外,还可以通过绩效考核改革引导员工转移工作重心,遏制医药费用过快增长,增强社区卫生服务中心的公益性(杨非衡等,2016)。对于卫生服务从业人员来说,合理、有效的绩效方案有助于改善他们的工作倦怠程度(张宝燕等,2017)、提升工作积极性和服务质量(王泳仪等,2017;刘继霞等,2017;曹永其等,2016;侯春玲等,2014;秦江梅等,2013;柳树立,2011;程敏、田军,2012)。

(2) 在绩效管理体系构建方面,尚未形成统一的构建模式和方法,各地都在进行积极的探索。目前,社区卫生服务中心在进行绩效考核时比较常用的是基于标准服务当量值的模式,从工作数量、工作质量和社区居民满意度三个维度进行考核(刘继霞等,2017;程敏、田军,2012;彭迎春等,2011b)。刘继霞等(2017)通过引入岗位系数,解决了"标准当量值"只在同岗位间可比的问题,使考核结果在不同岗位间也可以直接比较。类似的,彭迎春等(2011b)通过计算标准化服务量系数、张仲等(2015)通过计算标准工时、林伟良、杜丽君(2012)通过计算有效工时解决了上述问题,有利于顺利考核各岗位工作人员的工作情况,促进绩效工资在组织内的合理分配。另外,也有少数学者在试图将平衡计分卡理论用于社区卫生服务中心的绩效管理中(王新茂,2013;丁红娟,2013),但多为方案层面的研究,实践研究较少。

在绩效管理实施过程中,适当地运用信息化技术有利于获得更加准确的绩效数据。比如长沙市望月湖社区卫生服务中心将信息化技术与"社区居民健康消费卡"结合运用(柳树立,2011),该中心借助向社区居民发放的由政府充值的"社区居民健康消费卡",社区居民接受公共卫生服务时会在卡内产生就诊信息,结合卡内信息以及社区卫生服务机构自主研发的《社区卫生服务工作运行与绩效考核系统》进行绩效考核,这样绩效考核变得更加方便,而且结果更加准确可靠。

绩效考核结果对于员工的反馈和影响也是绩效管理的重要一环,但目前此种影响大多仅停留在与薪酬挂钩上,与工作人员的晋升、培训机会等关系并不大。而且,绩效工资占总工资的比例在不同社区卫生服务中心之间相差比较明显(程敏、田军,2012),一定程度上影响了绩效管理对员工的约束和激励作用。

二、国外研究现状

西方国家的社区卫生服务起步相对较早,相关的体系建设比较完善。在这些国家,社区卫生服务工作主要由初级卫生保健医生、全科医生等完成,其社区卫生服务的绩效考核也是针对这类人群。目前,很多国家采用按绩效支付(Pay for Performance,P4P)对社区卫生服务进行绩效管理,比如美国、英国、澳大利亚、新西兰、加拿大、法国、德国、意大利等国家(Ammi,2017)。不同国家会根据自身情况实施不同的P4P项目,其中,英国于2004年发起的质量与结果框架(Quality and Outcomes,QOF)是世界上最大的初级卫生服务P4P项目,家庭医生收入的1/4与其绩效挂钩(Roland,2004)。绩效支付的中心思想就是根据医疗工作者的工作绩效对其进行支付。支付的对象可以是从业者个人,也可以是提供医疗服务的组织(于保荣,2007)。

由于按绩效支付项目已经处于完善阶段,而不是初期设计阶段,所以已经几乎没有全套指标设定等方面的研究,主要集中于绩效支付项目的实施情况和改进方向两个方面。

(1) 在项目的实施效果方面,有证据表明,QOF提高了全科医生的工作满意度,增加了他们的收入并改善了慢性疾病的临床护理质量(Campbell,2009,Alshamsan,2010),降低了护理服务的社会经济不平等性(Roland,2016),但对改善高血压的管理质量和死亡率效果不大(Ryan,2016,Serumaga,2011)。P4P的实施可以提高初级保健牙科服务的效果(Cornejo-Ovalle,2015)。但是Ammi(2017)的研究发现,国家情况对P4P的实施有很大影响,自由主义的国家(美国、英国、加拿大等)对P4P项目的接受度很高,这些国家的医生十分乐于接受本国的P4P项目,从而实施效果也较好;社团主义国家(法国、德国、意大利)虽然也实施了P4P项目,但遭到了医生的反对,实施效果因医生参与度不同而有较大差异;而社会主义国家则对P4P项目兴趣不大。

(2) 在改进方向上,Liao(2018)从家庭医生的角度,阐述了 P4P 项目的实施应避免破坏医生与患者之间的信任关系,因为即便 P4P 项目意图通过薪酬激励家庭医生提供更高质量的服务,但患者却因为无法区分家庭医生给予的服务是基于患者利益还是医生自身利益而产生焦虑。Lester(2013)、Doran et al.(2011)的研究发现,确实有医生过分注重考核指标且不重视非考核目标的行为,也有少数全科医生试图通过增加自己的临床自主权来获得更多报酬,导致了意外后果。但 Lester 同时也发现,全科医生确实对 P4P 项目带来的临床自主性下降感到不满,所以 P4P 项目需要设定适当的临床自主水平,以避免意外不良后果的发生。Roland(2016)建议临床医生要参与制定质量指标和绩效薪酬计划,并且鉴于所有激励计划(财务和非财务)都有可能产生意想不到的结果或不合理的结果,设计者应对这些结果予以预期并持续监测。

总体来看,很多国家乐于实施 P4P 项目,但是其有效性仍被很多学者怀疑并研究,P4P 项目在带来一系列好处的同时也有不完善之处,有待继续改善。

第三节 相关概念与理论

一、社区卫生服务中心

(一) 功能定位

社区卫生服务中心属于基层医疗卫生机构,是我国医疗卫生服务体系的重要组成部分(如图 2-1 所示)。在我国的医疗卫生服务体系中,基层医疗卫生机构主要包括乡镇卫生院、社区卫生服务中心(站)、村卫生室、医务室、门诊部(所)和军队基层卫生机构等。

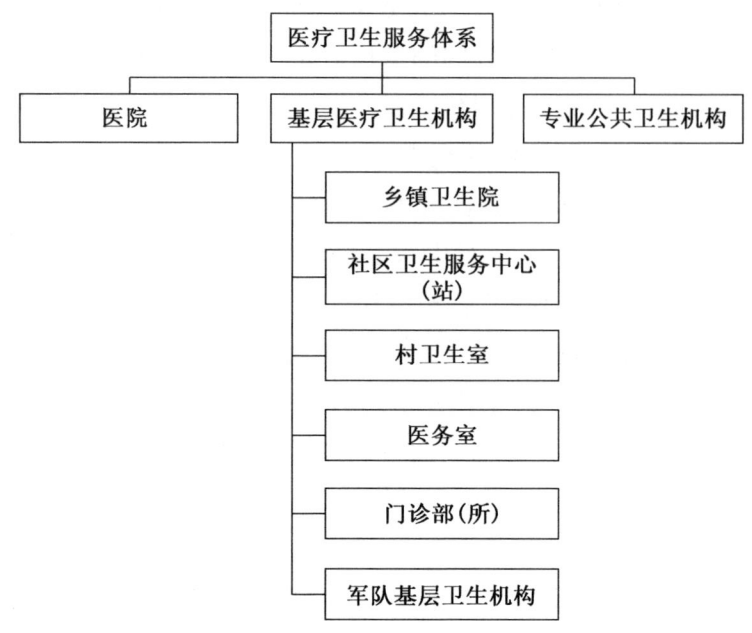

图 2-1 我国医疗卫生体系示意图

资料来源：《国务院办公厅关于印发〈全国医疗卫生服务体系规划纲要（2015～2020 年）〉的通知》。

提供基本公共卫生服务和基本医疗服务是目前我国社区卫生服务中心的两个主要职责。在 2017 年 9 月国家卫计委的最新通知中，我国的基本公共卫生服务项目由原有的 12 大类 45 项增加到 14 大类 55 项（如表 2-1 所示）。基本医疗服务则包括门诊服务、急诊抢救、药品服务、住院服务和康复服务，社区卫生服务中心的诊疗范围主要针对常见病、多发病，超出自身服务能力的常见病、多发病及危急和疑难重症病人则需要转给上级医院进行诊治。

表 2-1 2017 年国家基本公共卫生服务项目一览表

序号	类别	服务对象	项目及内容
一	建立居民健康档案	辖区内常住居民，包括居住半年以上非户籍居民	1. 建立健康档案。2. 健康档案维护管理。
二	健康教育	辖区内常住居民	1. 提供健康教育资料。2. 设置健康教育宣传栏。3. 开展公众健康咨询服务。4. 举办健康知识讲座。5. 开展个体化健康教育。

续表 2-1

序号	类别	服务对象	项目及内容
三	预防接种	辖区内 0～6 岁儿童和其他重点人群	1. 预防接种管理。2. 预防接种。3. 疑似预防接种异常反应处理。
四	儿童健康管理	辖区内常住的 0～6 岁儿童	1. 新生儿家庭访视。2. 新生儿满月健康管理。3. 婴幼儿健康管理。4. 学龄前儿童健康管理。
五	孕产妇健康管理	辖区内常住的孕产妇	1. 孕早期健康管理。2. 孕中期健康管理。3. 孕晚期健康管理。4. 产后访视。5. 产后 42 天健康检查。
六	老年人健康管理	辖区内 65 岁及以上常住居民	1. 生活方式和健康状况评估。2. 体格检查。3. 辅助检查。4. 健康指导。
七	慢性病患者健康管理（高血压）	辖区内 35 岁及以上常住居民中原发性高血压患者	1. 检查发现。2. 随访评估和分类干预。3. 健康体检。
七	慢性病患者健康管理（2 型糖尿病）	辖区内 35 岁及以上常住居民中 2 型糖尿病患者	1. 检查发现。2. 随访评估和分类干预。3. 健康体检。
八	严重精神障碍患者管理	辖区内常住居民中诊断明确、在家居住的严重精神障碍患者	1. 患者信息管理。2. 随访评估和分类干预。3. 健康体检。
九	结核病患者健康管理	辖区内确诊的常住肺结核患者	1. 筛查及推介转诊。2. 第一次入户随访。3. 督导服药和随访管理。4. 结案评估。
十	中医药健康管理	辖区内 65 岁及以上常住居民和 0～36 个月儿童	1. 老年人中医体质辨识。2. 儿童中医调养。
十一	传染病和突发公共卫生事件报告和处理	辖区内服务人口	1. 传染病疫情和突发公共卫生事件风险管理。2. 传染病和突发公共卫生事件的发现和登记。3. 传染病和突发公共卫生事件相关信息报告。4. 传染病和突发公共卫生事件的处理。
十二	卫生计生监督协管	辖区内居民	1. 食源性疾病及相关信息报告。2. 饮用水卫生安全巡查。3. 学校卫生服务。4. 非法行医和非法采供血信息报告。5. 计划生育相关信息报告。

续表 2-1

序号	类别	服务对象	项目及内容
十三	免费提供避孕药具		1. 省级卫生计生部门作为本地区免费避孕药具采购主体依法实施避孕药具采购。2. 省、地市、县级计划生育药具管理机构负责免费避孕药具存储、调拨等工作。
十四	健康素养促进行动		1. 健康促进县（区）建设。2. 健康科普。3. 健康促进医院和戒烟门诊建设。4. 健康素养和烟草流行监测。5. 12320 热线咨询服务。6. 重点疾病、重点领域和重点人群的健康教育。

（二）特点

我国社区卫生服务中心具有公益性、主动性、全面性、综合性、连续性、便捷性六大特点。

（1）公益性是指社区卫生服务中心的运营不以营利为目的，而是国家为了人民健康所设置的公益性质的机构，旨在缓解"看病贵、看病难"的民生问题。社区卫生服务中心在提供基础医疗服务的同时，也提供诸如预防接种、健康管理等公共卫生服务。

（2）主动性体现在社区卫生服务中心除了要为上门就医的患者提供服务，还要主动地靠近居民提供服务，比如主动举办健康知识讲座、主动上门回访、主动了解辖区居民情况、主动宣传并深入社区提供基本公共卫生服务等。

（3）全面性是指社区卫生服务中心的服务对象是辖区内的所有居民，不论居民是否患病。比如社区卫生服务中心不仅为患有疾病的病人提供诊疗服务，还为儿童、孕妇、老人和有保健康复等需要的居民提供基本公共卫生服务。

（4）综合性是指社区卫生服务中心提供的服务不是单一的"看病""开药"，而是集医疗、预防、康复、保健、健康教育和计划生育的"六位一体"的综合性服务。

（5）连续性是指社区居民整个生命周期都可以在社区卫生服务中心享受到相应的服务。社区卫生服务中心会为居民建立健康档案，了解居民的情况，定期与儿童、孕妇、65 岁以上老人、患有高血压和糖尿病等疾病的居民联系，主动向他们提供与其年龄和身体情况相对应的咨询和诊疗服务。

（6）便捷性是指社区卫生服务中心在地理位置、价格、服务内容等方面都尽量贴合居民的需求。首先,社区卫生服务中心多建于居民区周边,分布较密集,尽量让居民步行15分钟就可到达;其次,社区卫生服务中心的各项服务费用都低于大型公立医院,而其服务内容又涵盖面广,可以满足居民的基本医疗服务需求。

二、绩效与绩效管理

(一) 绩效的内涵

绩效来源于西方国家的"performance",是指工作、成绩、效率,起初应用于企业组织,目前已经应用到各个行业中。人们对于绩效的研究可以追溯至 Frederick W. Taylor 在其著作 The principles of scientific management 中有关差异工资制的研究。一直以来,学者们对绩效的内涵主要有三种不同的看法:① 绩效是结果,如 Bernardin 等(1984)认为,绩效是指在特定时间范围内,在特定工作职能、活动或行为上产生的结果记录;② 绩效是行为,如 Campbell 等(1993)认为绩效是受员工本身控制的并与组织目标相关的行为;③ 绩效是行为和结果的统一体,如 Brumbrach(1988)认为员工工作的行为是实现结果的工具,其本身就是结果的一部分。

(二) 绩效管理的内涵

国外的绩效管理理论形成于20世纪70年代后半期。从绩效管理的对象上看,Rogers(2004)认为绩效管理是管理组织绩效的系统,Ainsworth(1989)认为绩效管理是管理员工绩效的系统,Costello(1994)则主张绩效管理是针对组织和员工的综合系统。本书是基于第三种看法,即绩效管理是针对组织和员工的综合系统。

付亚和、许玉林(2014)认为绩效管理体系应是一个闭环(如图2-2所示),包括绩效计划与指标体系构建、绩效管理的过程控制、绩效考核与评价、绩效反馈与面谈以及绩效考核结果的应用五个环节。每一个环节都必不可少、至关重要,只有每一个环节都受到重视,各环节环环相扣,才能实现好的绩效管理效果。

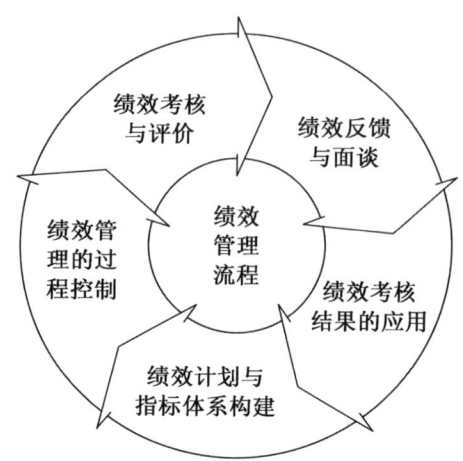

图 2-2 绩效管理体系示意图

（三）社区卫生服务中心的绩效管理

社区卫生服务中心的绩效管理与一般企业有着本质上的区别。企业是营利组织，其对资本提供者（股东）负有受托责任，其绩效管理需要强调这种受托责任，并最终为营利组织的利润服务。而对于社区卫生服务中心这样的非营利组织而言，其更关注的是自身组织使命的达成以及服务对象的满意度，所以它的绩效管理体系应围绕如何提升服务的数量和质量进行设计。

同样是提供医疗服务的主体，社区卫生服务和大型公立医院也有所不同。大型公立医院的服务重点是危重病患者，重点关注的是其解决疑难杂症的问题；而社区卫生服务中心的服务重点是社区居民，重点关注的是常见病、多发病等难度不大的服务。由于社区卫生服务中心和大型公立医院的定位不同，绩效管理的侧重点也有所不同。

三、平衡计分卡理论

（一）概述

平衡计分卡理论由 Kaplan 和 Norton（1992）于 20 世纪 90 年代初提出，其作为一种按照组织战略整合财务和非财务绩效指标的管理创新，已经被广泛应用于各个行业的组织中。近年来，除了商业领域之外，平衡计分卡也被政府、医疗、教育和慈善机构等非营利组织所采纳，有些非营利组织对平衡计分卡进行了一些适应性的变动（颜海娜、鄞益奋，2014；周省时，2013；郑淑华，2013；樊文有，2010）。

Kaplan 和 Norton(1996,2001)认为，平衡计分卡可以将组织战略转化为经营活动。不论平衡计分卡是作为一种战略绩效评估框架还是作为一种战略管理系统来应用，它都会对组织绩效产生直接和积极的影响。根据平衡计分卡理论，组织战略可以通过四个角度（财务、客户、内部流程、学习和成长）转化为目标、行动和措施或指标。平衡计分卡有助于平衡财务和非财务指标之间的关系，建立事前和事后的绩效指标、短期和长期的绩效指标以及内部和外部的绩效衡量指标间的关系。很多研究表明，平衡计分卡的应用有助于实现理想的绩效结果。

（二）平衡计分卡引入社区卫生服务中心的可行性分析

尽管平衡计分卡最初被应用于营利性的企业，但它在具有非营利性质的医院中同样适用。Kaplan(2001)明确指出平衡计分卡可以应用于非营利组织，但可能需要对其评估视角和绩效指标进行一些修改。对于一个非营利组织来说，最终的经营目标不是财务成果，而是实现其指定的使命和社会影响。因此，财务维度和客户维度都非常重要，因为它们将直接影响到非营利组织的表现(Kaplan & Norton,2008)。尼文(2004)针对政府和非营利组织的特点，在原有的平衡计分卡框架基础上做了一些变动，包括：客户维度被提升为最重要的维度，强调客户的定义以及组织如何为客户创造价值；财务维度的定位发生变化，其试图解决的问题变为"我们如何在控制成本的同时为客户增加价值"；内部业务流程维度则专注于卓越业务流程，在满足客户需求的同时做到节约成本；学习与成长维度的重点是确保组织自身在持续经营的同时，拥有发展和变革的能力。

目前，国际上已经有许多平衡计分卡应用于医疗卫生领域的案例。例如，Kaplan(2001)报道了美国的 Duck 儿童医院的成功案例，因为 BSC 的应用显著提高了其操作效率和有效性。

随着大规模经济改革的推进，我国政府也启动了医疗卫生管理体制改革。特别是 2009 年，国务院发布了《关于深化医疗卫生管理体制改革的意见》，改革目标是突出医疗服务机构绩效评估的重要性，引导其加强内部管理和控制，建立以服务质量和责任绩效为基础的绩效评估和激励机制，确保医疗服务机构公平的医疗服务和更好的经营效益。因此,政府公共卫生管理部门越来越重视平衡计分卡在战略绩效管理中的积极作用,在我国医院管理中引入了平衡计分卡的理念和措施。平衡计分卡已经在我国大部分公立医院,特别是规模较大的公立医院中有所应用,并且平衡计分卡的应用对这些公立医院的组织绩效和个体满意度有着积极的影响(Zhijun LIN et al.,2014)。

我国社区卫生服务中心的绩效管理研究起步较晚,甚至至今绩效管理的普及率仍然不足,有很多社区卫生服务中心的绩效管理仅限于应付检查、完成国家要求,没有起到改善服务质量、激励工作人员的目的。这样不完善的绩效管理方法大大降低了社区卫生服务中心作为分级诊疗重要一环的作用。因此,在这样的情况下,如何通过绩效管理改善社区卫生服务中心的现状,切实提升其服务质量,就成了当前管理者们十分关注的问题。本书在系统阐述我国社区卫生服务中心与平衡计分卡的目标契合度的基础上,分析平衡计分卡的引入价值和可行性。

(三)平衡计分卡引入社区卫生服务中心的作用

平衡计分卡在营利性企业的成功在学术界影响十分广泛,国内外各个领域的学者都在进行研究,各种关于平衡计分卡对社区卫生服务中心改革作用的研究相继出现,总结如下。

1. 平衡计分卡是社区卫生服务中心协调运行减少战略分歧的有效工具

在社区卫生服务中心,组织内部各个科室、上下级之间经常由于沟通不充分,对工作目标不够明确从而在行为上产生分歧。而平衡计分卡具有协调组织关系的特性,可以以战略为导向,将组织、科室及个人的目标结合起来,激励各科室及全体员工以组织目标为中心,提升执行力及行动一致性,改善整体绩效。

2. 平衡计分卡有利于社区卫生服务中心成为"学习型组织"

社区卫生服务中心服务质量的提升依赖于提供者的素质,而平衡计分卡的"学习与成长"维度强调了"学习"对于组织的重要性。这一维度提醒组织应创造条件提升工作人员的业务能力,并努力留住业务能力高的人才,最终才能实现组织的目标。

3. 平衡计分卡能够重塑社区卫生服务中心的文化

平衡计分卡可以使社区卫生服务中心的绩效管理更为科学合理,患者满意度等外部指标得到重视,引导卫生服务从业人员在工作的同时注意自己的行为、态度,优化服务质量。另外,平衡计分卡将个人的绩效与组织的绩效紧密联系起来,对于团队建设、提高团队凝聚力有重要意义。

4. 平衡计分卡能够激发工作人员的积极性

平衡计分卡将组织的发展与个人的努力联系起来,工作人员的工作方向很清晰,并让他们明确地知道所做的事情会为组织的发展带来影响,知道组织的运行状况与他们的日常工作息息相关,激发工作人员实现自我价值的愿望。另外,平衡计分卡的科学性可以实现"多劳多得,优劳优酬"的理念,从物质上激发工作人员的积极性。

5. 平衡计分卡使中心更注重长远发展

平衡计分卡的一大特点是它的设计从战略出发,一切内容与长远发展相联系,通过驱动因素分析找到短期目标与长期发展的内在逻辑。一套好的平衡计分卡可以让管理者认识到当资源充足时将资金用往何处效用最大,当资源匮乏时优先整顿哪个部分可以最快缓解危机。

(四)平衡计分卡运用于社区卫生服务中心绩效管理的可行性分析

随着平衡计分卡在企业绩效管理中的应用取得巨大成功,很多发达国家也开始在医疗卫生行业中使用平衡计分卡进行绩效管理。平衡计分卡经过国内外学者多年的理论研究和实践检验,其自身的实用性、国内外实施平衡计分卡的成功经验,以及我国社区卫生服务中心的情况等因素,为平衡计分卡在我国社区卫生服务中心绩效管理中的应用创造了可行的条件。

1. 平衡计分卡的理念与社区卫生服务中心价值取向有内在的契合性

首先,平衡计分卡建立的基础是社区卫生服务中心的使命和发展目标,通过平衡结果和目标之间的关系,有效地提升了工作人员的工作效率;通过平衡财务、客户、内部流程、学习与成长之间的关系,可以有效避免社区卫生服务中心公益性的缺失,促进其全面提升服务质量,而不仅仅是关注财务状况。运用平衡计分卡进行绩效管理,可以使管理者不仅仅了解组织的财务状况,而且可以从多方面了解员工的工作质量、科室的管理和协调情况。对于社区卫生服务中心来说,绩效管理的目的也是在保证财务状况健康稳定的基础上,准确衡量其提供服务的数量和质量,判断其使命的完成情况,从而采取一系列措施保持或改善现状。其次,平衡计分卡的应用建立于组织战略目标评估的基础上,它可以将工作人员的行为与组织使命和目标紧密地结合在一起,从而促使组织使命和目标的实现,提升社区卫生服务中心的服务能力和服务质量。对于我国社区卫生服务中心来说,平衡计分卡不仅是一个绩效考核指标的框架,还是管理的工具,有利于促进工作人员与组织的价值观融合。对于社区卫生服务中心来说,组织战略的实现、使命的达成与平衡的管理是紧密联系的,因此在社区卫生服务中心的绩效管理中运用平衡计分卡是科学而合理的。

2. 医疗体制改革为平衡计分卡的实施提供制度保障

人民的健康是经济社会发展的基础条件,也是民族振兴和国家富强的基础保障,所以我国在医疗体制改革方面从未懈怠,致力于不断完善医疗卫生服务体系,提高基本公共卫生服务均等化水平。我国医疗体制改革对社区卫生服务中心建设的重视以及对医疗卫生工作者绩效管理的引导为平衡计分卡的实施提供了有力的制度保障。从 2000 年到 2005 年,国家频繁出台了《关于发展城市社区卫生服务的指导意见》等多个有关社区卫生服务工作的指导性文件,为社区卫生服务机构的初期发展提供了政策支持。在此之后,社区卫生服务机构的发展进入了崭新的阶段。在 2016 年的卫生与健康大会上,习近平总书记提出了"要坚持正确的卫生与健康工作方针,以基层为重点,以改革创新为动力,预防为主,中西医并重,将健康融入所有政策,人民共建共享"。这意味着建设社区卫生服务中心,改善社区卫生服务的质量是被政策所鼓励的。另外,2009 年,《关于印发〈公共卫生与基层医疗卫生事业单位实施绩效工资的指导意见〉的通知》(人社部发〔2009〕182 号)发布,社区卫生服务中心的绩效管理也逐渐得到重视。

3. 平衡计分卡满足了社区卫生服务中心管理者的现实需要

首先,平衡计分卡的设计过程就是引导管理者明确战略目标,并将战略目标分解,进而转化为行动指标的过程,这一过程帮助了管理者理清思路,系统地思考如何实现战略目标;其次,平衡计分卡的考核结果是综合了居民、内部业务流程、学习与成长、财务四个维度的结果,让管理者能够快速、全面地了解中心的发展状况,从而准确评估过去、规划未来;最后,平衡计分卡有效地将组织的战略目标和每位员工、每个科室的绩效指标联系起来,有助于引导、激励全员朝着同一个方向努力,大幅提升整个中心的运营效率。

但是,平衡计分卡的实施是一项大工程,即便平衡计分卡的应用能够完善社区卫生服务中心的绩效管理体系,也有着充足的可行条件,平衡计分卡究竟是否适合应用于某个特定的社区卫生服务中心还需根据其具体情况进行判断。本书选择的案例对象之所以适合引入平衡计分卡有以下两点原因:① 案例对象是一所规模较大的社区卫生服务中心。根据《2017 年中国卫生和计划生育统计年鉴》的数据,我国社区卫生服务中心的平均卫生人员人数为 46 人,案例对象目前有卫生人员共 126 人,约为全国平均水平的三倍。这意味着案例对象有一定的人员基础,运用平衡计分卡提高其绩效管理水平是值得尝试的。② 案例对象为非政府举办的社区卫生服务中心,政策制度较为灵活,而且有追求创新、追求卓越的文化氛围,有利于更好、更新的绩效管理体系顺利推行。所以,对于案例对象来说,将平衡计分卡理论应用于其绩效管理体系是可行的。

第四节 S 社区卫生服务中心的绩效管理研究

一、社区卫生服务中心的基本情况

(一) 概况

S 社区卫生服务中心是 2006 年经市卫生局批准在 H 医院增设的。H 医院已有 50 余年的历史,起初为职工医院,后更名为 H 医院。它目前是 H 区域内规模最大的一所非营利医院,集医疗、养老、预防、保健、计划生育、康复、计划免疫于一体,并于 2017 年获得"全国优质服务示范社区卫生服务中心"的称号。

该中心服务人口 8 万多人,其中 65 岁以上的老人约 1.65 万人,员工

126人,下设两个社区卫生服务站。目前共有床位138张,其中养老床位54张,安宁疗护病床18张。中心于2016年搬迁至约有10 000平方米的新大楼,相比于建筑面积仅有3 500平方米的原大楼,搬迁后中心大大提升了服务能力,进入了快速发展的阶段。另外,搬迁后中心还加强了信息化建设,致力于打造智慧医院,不但利用无线AP实现了Wi-Fi全覆盖,还应用了中央供养、中央吸引等一系列智能化设备。中心先后开放了特色的国医馆、肿瘤康复与舒缓治疗中心、老年照护中心,并设有书香茶吧,为居民提供良好的就医环境。

中心的科室齐全,目前设有全科医疗、内科、外科、肿瘤光动力(PDT)治疗中心、中医科、妇产科、口腔科、眼科、肿瘤科、皮肤科、妇女保健科、儿童保健科、康复医学科、检验科、放射科、药剂科等科室。中医、肿瘤(安宁疗护)、养老是中心的三大特色。其中中心成立的肿瘤康复与舒缓治疗中心和针灸科为市基层特色科室。

中心已经与多家三甲医院建立了医联体。由于中心自身口碑好,门诊量大,医联体三甲医院的医生下基层坐诊时也能发挥其应有的作用,医联体的优势在中心得到了充分的发挥。同时,中心是多家学校、组织的教学实践基地。

(二) 中心特色

S社区卫生服务中心的特色服务可以概括为"三宝",即中医、肿瘤、养老。

中医科室设于国医馆内,有2 000平方米,包括中医内科、针灸科、中医骨伤科、推拿科、小儿推拿科、中医养生馆、康复中心。其中针灸科为市基层特色科室,设有综合诊疗室4间,可以同时为24名患者提供针灸服务。

中心成立的肿瘤康复与舒缓治疗中心也是市基层特色科室。中心不但利用营养支持等物质手段,还利用音乐治疗、心理疏导、宗教信仰等多种精神上的手段给予患终末期癌症的病人贴心、全面的关怀,让他们有尊严、舒适地度过人生的最后阶段。

老年照护中心是市首家由社区卫生服务中心举办的养老院。自2016年年底正式运营以来,现已入住20位老人,主要为失能、半失能及高龄老人。中心采用互联网及物联网手段,建设养老照护平台,期望把机构养老、居家养老、家庭病床、家庭医生、医疗康复、紧急救助等融为一体,同时还为辖区内两家养老机构签订服务协议提供上门及巡诊服务。

在此"三宝"之外,S社区卫生服务中心在家庭医生签约服务上也有诸多创新。不同于政府办社区卫生服务中心的是,S社区卫生服务中心不单单为了完成任务而去追求签约数量,而是更加关注质量,真正地为居民带去需要的、实惠、优质的服务。中心在南京首创有偿家庭医生健康服务协议,每人每年仅需100元,即可得到中心为慢性病人群提供具备数据回传功能的血压计一台或血糖仪一台,仅收取押金100元。此外,中心与制药公司达成战略合作协议,创新地成立PBM(福利药房),签约居民可成为PBM会员,对于慢性病用药给予5%~10%的报销,为患者节约开销。不仅如此,中心还与运动管理公司合作,签约居民可以根据慢性病管理的需要,成为初级会员,享受运动管理公司专业健康管理师的运动指导和运动处方。居民花少许的钱,得到更加超值的服务,对于中心来说,既增加了收入,又更好地实现了慢性病管理,可谓是一举多得。

(三)人员情况

S社区卫生服务中心现有工作人员126人,医技人员84人,其中医生50人,全科医生18人,护士34人,中级以上职称33人,高级职称11人。按照全科医生配备至少3名/万人口、注册护士配备至少3名/万人口的标准来看,中心的护士数量充足,全科医生的数量不足。由于政策要求,目前中心的所有人员都没有编制,均为合同制,所以中心为了留住人才,在提升员工幸福感上采取了很多措施。比如,为了调动家庭医生的积极性,方便家庭医生出诊,中心购买了5辆家庭医生出诊专用车,家庭医生团队长甚至可以把车开回家。再比如,中心为员工打造了花园式员工餐厅,为单身员工提供男女宿舍,每逢节假日举办丰富多彩的活动。中心充分发挥非政府举办的特性,在员工福利的提供上更为灵活,虽然员工们的工作压力比较大,任务比较繁重,但中心的人文关怀一定程度上缓解了员工的压力和倦怠。

(四)资金来源

S社区卫生服务中心虽然享受着"政府购买服务"的补贴,但是其金额远远不够日常经营与发展的需要,目前中心的主要资金来源于提供医疗服务的收入。中心作为非政府举办的社区卫生服务机构,对于项目的设置、定价以及收入的支配有着更大的自由度。基于此,S 社区卫生服务中心投入大量人力物力进行服务的创新,在完成社区卫生服务中心的基本职能之外,开展了诸多特色优质服务,比如国医馆、全市首家由社区卫生服务中心举办的养老院、移动家庭医生签约和有偿个性化签约服务,这些服务在为中心创收的同时也为居民提供了更加贴心、高质量的医疗服务,进一步提升了中心的服务水平和口碑。

(五) 绩效管理现状

S 社区卫生服务中心的绩效管理由副院长带领的绩效小组负责制定及执行。副院长在中心成立之初就在此任职,对中心的发展历程、具体情况都十分了解。目前,中心的绩效管理主要用于工资的发放,绩效工资由中心核定后分配至各科室,再由各科室进行二次分配。在将绩效工资分配给科室时,为了体现中心的发展方向与重心,会对中心着力发展的提供特色服务的科室倾斜。与政府办社区卫生服务中心不同,S 社区卫生服务中心的绩效管理更加重视服务的质量而不是数量。对于医技人员来说,绩效工资与其为中心带来的收入挂钩,这是因为资金是中心运营、发展的基础要素,是一切服务的前提,但是为了避免这一机制影响中心的公益性,副院长及其小组凭借多年的经验设置了合理的绩效工资比例。

中心的绩效考核侧重于基本医疗服务和特色服务,至于基本公共卫生服务则仅按季度考核,参照政府每季度一次的"政府购买服务"考核结果。

绩效考核结果主要是和员工的薪酬水平挂钩,反映在员工当月的工资数额和年末奖金金额上。考核结果好的享受绩效工资,不合格的则会扣罚相应数量的绩效工资。至于绩效结果的沟通,则主要是中心与科室主任之间沟通,再由各科室主任和本科室员工进行沟通改善。

综上所述,S 社区卫生服务中心的管理者和员工对绩效管理的认识主要停留在绩效考核的层面,将绩效管理视为约束员工、分配利润的工具。并且对于重要岗位——医技人员的考核指标略显单一,仅根据收入计算绩效工资,哪怕确定了"合理"的绩效工资比例,也难以兼顾激励员工提升服务质量和保持公益性。另外,管理层已经意识到了可以通过绩效管理将中心的战略目标与个人的绩效工资相结合,加大对重点科室工作人员的激励力度,但是也仅限于此,没有系统地将所有员工的工作成果与中心的总体战略结合起来。最后,中心的绩效考核指标主要局限于与财务相关的指标,而没有关注非财务指标及与长远发展相关的指标。

(六) SWOT 分析

SWOT 分析是通过对研究对象进行全面、系统地分析,进而制定相应的发展策略、行动计划等的方法。SWOT 是 Strengths Weaknesses Opportunities Threats 的缩写,根据企业战略的概念,战略应是结合组织"能做的"(组织的优势和劣势)和"可做的"(环境的机遇和挑战)所得出的结论,所以,SWOT 分析常常被用作决定组织战略的工具。

1. 优势

(1) 硬件优势。首先,硬件优势体现在 S 社区卫生服务中心的地理优势上,该中心在地理位置上靠近居民社区及地铁站、公交站,居民对社区卫生服务的可及性较高。其次,中心 2016 年搬迁至约有 10 000 平方米的新大楼,相比于建筑面积仅有 3 500 平方米的原大楼,搬迁后的中心服务能力得到了大幅提升。另外,中心由于增设于 H 医院,拥有很多高端的诊疗设备,比如美国原产 GE 多排螺旋 CT、日本原产奥林帕斯 AU400 全自动生化分析仪等,能够提供高质量、高效率的卫生服务。

(2) 医疗资源优势。S 社区卫生服务中心已经与多家三甲医院建立了医联体,这意味着三甲医院的名医也会来中心坐诊,居民们在家门口就能更方便、更便宜地看到专家号。此外,三甲医院还将通过技术、人才培养、医疗资源等支持,帮助中心提高管理水平和医务人员素质。在遇到危重症患者时,医联体也让社区卫生服务中心可以通过绿色通道快速完成向三级医院的转诊,大大提升了治疗效率。与此同时,中心还是多家高校、组织的实践教学基地,这对于中心的人才培养、学术交流都是大有裨益的。

(3) 特色服务优势。中医、肿瘤(安宁疗护)、养老是中心的三大特色。中医科室设于国医馆内,可以提供全面的中医药服务内容,其中针灸科为市基层特色科室;中心成立的肿瘤康复与舒缓治疗中心也被评为市基层特色科室;老年照护中心是市首家由社区卫生服务中心举办的养老院,采用互联网及物联网手段,建设养老照护平台,很好地实现了医养融合,同时还为辖区内两家养老机构签订服务协议提供上门及巡诊服务。中心致力于发展这三大特色服务,并获得了居民和政府的认可,大大提升了中心在居民心中的认知度及认可度。

(4) 居民优势。S 社区卫生服务中心的居民优势在于其居民知晓率、认可度都较高,作为 H 地区规模最大的一所非营利医院,其特色服务多次见于电视、报纸等媒体的专题报道,实力可见一斑。居民的认可保证了中心的门诊量,也为中心推进特色服务、创新服务等战略举措创造了十分有利的条件。

(5) 信息化优势。在搬迁至新大楼后,中心加强了信息化建设,引进的 HIS 门诊系统内记录了患者的门诊信息,并且可以通过联网调取患者在其他医院的门诊、住院情况,在方便医生了解患者情况的同时,也记录了医生们的工作情况,方便绩效考核时抓取相关数据。

2. 劣势

(1) 人力资源。目前中心的全科医生数量不足,医护人员的工作压力比较大。加之中心的所有工作人员均没有编制,这难免会降低员工归属感、增加人员的不稳定性。尽管中心在提升员工幸福感上采取了很多措施,人文关怀一定程度上缓解了员工的压力和倦怠,但并没有从根本上解决此问题。

(2) 资金。资金是一切服务的基础,而"政府购买服务"模式下,S 社区卫生服务中心从政府得到的补助稍显不足,其主要收入来源于除基本公共卫生服务以外的其他服务。

3. 机遇

(1) 政策机遇。我国为了促进社区卫生服务的发展,正在大力推动优质医疗资源下沉,扩充和提升基层卫生资源。具体举措包括医联体内部上级医院的医生下基层服务不需要办理多地点执业备案手续,鼓励公立医院在职优秀医师到基层开设医生工作室;拨付资金支持在社区卫生服务中心建设基层特色科室;扶持社区卫生服务中心的基础设施建设,增强硬件设施。这一系列措施都有助于社区卫生服务中心提高服务水平,有着政策的大力扶持,社区卫生服务中心的发展将会顺利许多。

(2) 人口老龄化机遇。关于人口老龄化的定义,国际上主要有两个公认的标准:一是 65 岁及以上的老年人口数量占总人口比例超过 7%(《人口老龄化及其社会经济后果》,1956);二是 60 岁以上的老年人口数量占总人口比例超过 10%(维也纳老龄问题世界大会,1982)。我国从 2000 年就已进入老龄化社会,计划生育政策的推行使得我国老龄化的进程进一步加快。再加上中国的经济腾飞为年轻人提供了更加广阔的求职空间,很多年轻人选择离开父母,去机会更多、更好的其他城市打拼,这就造成了越来越多的"空巢"老人。人随着年龄的增长,患心血管等疾病的概率也随之增长,身体机能也会逐渐下降,这让老年人成为需要特殊照顾的一类脆弱群体。社区卫生服务中心可以成为老年人"离得近、花得少"的"守护者",这为 S 社区卫生服务中心正努力探索的"医养融合"提供了很好的发展机遇。

4. 威胁

目前,S 社区卫生服务中心所在区二级医院和一级医院共有 8 个,社区卫生服务中心共 15 家,医疗资源比较充足,会对社区卫生服务的发展造成一定影响。另外,"政府购买服务"模式对 S 社区卫生服务中心提出了一定要求,此模式受市场竞争影响较大,中心因此面临着来自医疗市场的竞争威胁。

二、平衡计分卡在 S 社区卫生服务中心绩效管理中的应用

(一) 战略目标的确定

平衡计分卡之所以能成为绩效管理的有效工具,一个主要原因是它建立在组织战略的基础上,围绕着组织战略的四个维度指标相互关联形成因果联系,同时通过细分指标使组织中的个体均能按照组织的战略方向发挥自身的作用。战略的制定在平衡计分卡的应用中至关重要,在设计绩效考核指标之前,需要根据环境以及组织自身情况确定组织的战略目标。战略目标是组织发展的方向,它并不是一成不变的,需要根据环境和组织发展情况的变动而改变。确定战略目标可以促使组织将有限的资源用于解决最重要的问题,大大提升组织的效率。所以,社区卫生服务中心的管理者在制定

战略目标时,应同时关注内部环境和外部环境,仔细分析优势与劣势、机遇与挑战,制定出合适的战略目标。

经过上文的 SWOT 分析,我们已经明确了 S 社区卫生服务中心内部的优势与不足,以及所面临的发展机遇与外部威胁,这对制定其战略目标是十分重要的。在前面分析的基础上,我们与中心管理层讨论出了中心的使命、价值观、远景和发展战略。

中心使命:为社区居民提供全生命周期的医疗和照护服务。

中心价值观:博爱、坚韧、进取。

中心远景:建设中国最有温度的社区医院。

发展战略:做好辖区居民的"健康守门人",并成为全国基层医疗机构的先驱者和表率。

为了更好地将战略化为行动,中心将发展战略分解为两个主要发展目标。一是抓住发展机遇,发挥自身优势,在做好基本公共卫生服务的基础上,大力发展中心特色服务;二是面临威胁,要努力补足人力和资金不足的劣势。

(二) 基于平衡计分卡的绩效管理体系框架设计

在进行平衡计分卡应用于社区卫生服务中心的绩效管理体系设计时,应该时刻注意社区卫生服务中心与企业的区别,根据中心的实际战略目标,构建评估维度和指标体系。在本书研究的绩效管理体系设计中,还需要对平衡计分卡的维度进行适当地调整。由于社区卫生服务中心的服务对象范围相对比较有限,即辖区的居民,而一般企业的客户不受地域限制,所以这里的"客户维度"改为"居民维度"更为合适。

平衡计分卡的"客户维度""财务维度""内部业务流程维度""学习与成长维度"不是各自孤立的,各个维度之间有着因果逻辑,通过其内在逻辑支撑战略目标的实现进程。S 社区卫生服务中心平衡计分卡框架图如图 2-3 所示。

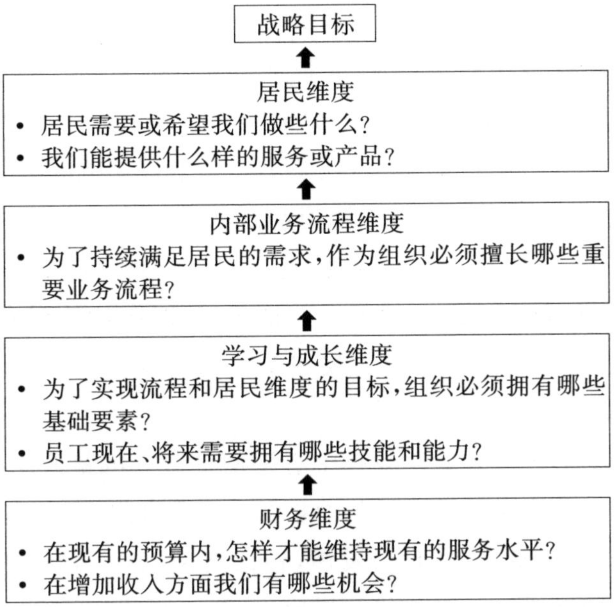

第二章 卫生服务中心绩效管理研究

图 2-3 S社区卫生服务中心平衡计分卡框架图

1. 居民维度

对于S社区卫生服务中心来说,居民维度是体现其是否实现战略目标最直接的维度,也是最能体现其战略执行情况的维度,所以此维度应置于平衡计分卡的最高优先级,也就是平衡计分卡的最顶端。居民维度设计的主要作用是反映中心职责履行情况、提升社区卫生服务质量、改善社区卫生服务中心形象、保障辖区居民的基本卫生服务需求得到满足。此维度主要考察两个方面,一是从中心的角度出发,描述中心为患者提供的服务情况,也是中心自身责任的履行情况;二是站在患者的角度,评价中心所提供服务的能力和质量。

2. 内部业务流程维度

内部业务流程决定了组织的运行效率,是连接社区卫生服务工作者和居民的重要部分。所以内部业务流程维度决定了员工的能力转化为服务数量、服务质量和顾客满意度的能力,是承上启下的维度。内部业务流程维度的设计需要根据其他维度的特点,尤其是学习与成长维度和居民维度,设计出有利于提高中心运行效率的指标。

3. 学习与成长维度

虽然在 S 社区卫生服务中心的平衡计分卡框架中,学习与成长维度位置靠下,但这不意味着它不重要,而是因为它是前两个维度中工作的基础。不论是内部业务流程的履行,还是最终与居民接触都是由人完成的,这与学习与成长维度息息相关。学习与成长维度包括两个主要方面,一是人力资源方面,这决定了 S 社区卫生服务中心是否能够"招到人,留住人,用好人";二是教育培训活动的开展情况,这对维持并提升人员素质十分重要。所以,学习与成长维度主要包括人力资源和教育培训两个方面。

4. 财务维度

财务维度位于 S 社区卫生服务中心平衡计分卡的最底层,也是前面三个维度的基础。虽然社区卫生服务中心作为非营利组织,不追求营利,但中心需要有一定的资金以维持自身发展,包括支付工资、发放员工福利、购置先进设备、发展特色服务、举办公益讲座、为员工提供培训等。由于社区卫生服务中心的利润有限,而作为"政府购买服务"的社区卫生服务中心,政府的支持力度仍稍显不足,在这样的情况下,财务维度成了另外三个维度的基础和保障。财务维度对于刚搬迁至新大楼,处于快速发展期的 S 社区卫生服务中心尤为重要。如何提高资源的利用效率、用更少的成本提供更好的服务是管理者在财务维度上最为关心的问题。

(三) 基于平衡计分卡的绩效管理指标体系设计

绩效评价是绩效管理的重要一环,准确的绩效评价结果可以正确反映组织的运行情况,并为组织的未来发展计划提供良好的参照。准确的绩效评价结果依赖于一套合理的指标体系。下面将系统论述构建 S 社区卫生服务中心绩效管理指标体系的原则,进一步分解上文提到的四个维度,筛选指标、确定权重,最终构建中心层面平衡计分卡。

1. 构建指标体系的原则

想要建立一套科学、有效的绩效管理指标体系,遵循一定的原则是必不可少的。本书构建指标体系遵循以下原则:

(1) 目标导向原则。绩效管理指标应与社区卫生服务中心的目标相契合。绩效管理的目标不是简单的利润分配,而是要引导员工的工作方向与中心的发展目标保持一致,让员工在努力工作实现自身价值的同时,也让中心得到发展。

(2) SMART原则。SMART原则是指设计的绩效指标应是具体的(Specific)、可衡量的(Measurable)、可达到的(Attainable)、相关的(Relevant)、有时限的(Time-bound)。

(3) 客观公平原则。客观公平原则要求指标设计者要客观地考虑指标的内容和权重,一切以客观条件出发,避免因为主观因素导致体系丧失科学性。

2. 构建指标体系的方法

在筛选指标时,首先考虑S社区卫生服务中心在以往绩效管理中使用的指标,补充国内外相关研究成果中使用的指标,并辅以目标分解法,与中心管理者共同探讨以得出最终的指标库。最终的指标体系中的数量不宜过多也不宜过少,过多则增加了评估的难度,过少则会导致评估结果难以反映实际情况。在反复筛选过程中,根据"二八法则",保留了最能反映战略执行情况的指标。再运用德尔菲法和层次分析法确定指标的权重,得出最终的平衡计分卡指标体系。

德尔菲法又称为专家咨询法,是分别与专家们进行独立的咨询活动,咨询其对方案的意见和建议,将意见和建议汇总后再次向专家们咨询,如此经过多轮咨询,使专家们的意见趋于一致,最终得出结论的办法。被选入专家小组的成员必须是长期从事社区卫生服务机构的管理和研究工作,对社区卫生服务中心的运行十分了解的专家。本书选取的专家小组成员共10人,包括S社区卫生服务中心管理者3人,其他社区卫生服务中心管理者7人,从工作经验来看,从事卫生医疗工作管理5年以上的专家有10人,从事社区卫生服务工作10年以上的有6人。

为了进一步了解专家的背景与本书研究的相关性和其权威性,我们设计了调查表(见表2-2所示)并进行了统计。得分超过3分的专家被视为匹配,10名专家得分均超过3分。通过之前的访谈发现,社区卫生服务中心的管理者们普遍对平衡计分卡不够了解,而此调查结果也反映出了这一点。所以在运用专家咨询法时,另外为专家们准备了有关平衡计分卡的介绍,以增加专家们对平衡计分卡的了解,避免了因专家们不了解平衡计分卡理论而影响结果的准确性。

表 2-2 专家权威性调查表

问题	很熟悉 （1分）	比较熟悉 （0.75分）	一般 （0.5分）	不太熟悉 （0.25分）	不熟悉 （0分）
您对社区卫生服务中心的绩效管理工作					
您对平衡计分卡的基本理论					
您对社区卫生服务中心的运营流程					
您对社区卫生服务中心的工作内容和工作责任					
您对社区卫生服务中心的相关政策					

层次分析法（AHP，Analytic Hierarchy Process），是美国运筹学家萨蒂于20世纪70年代初提出的一种有效的层次权重决策分析方法。运用层次分析法确定权重时，将待解决的问题作为一个系统，先分出总目标、各层子目标、准则层等不同的层次结构，然后构造两两比较判断矩阵，对同层次中的因素两两对比，排列出相对优劣顺序，最后计算权向量并进行一致性检验，得出各层各指标的权重。

（四）中心层面平衡计分卡

中心层面的平衡计分卡用于评价整个中心的情况，四个维度的指标都反映中心整体。为了简明扼要地反映有关中心运行情况最关键的信息，中心层面的平衡计分卡指标均为管理者为了了解中心的战略执行情况所必须了解的重要指标，而不包括那些与战略关系不大的指标。为了更加明确平衡计分卡的框架和各个维度之间的因果关系，结合S社区卫生服务中心的战略目标，绘制战略地图如下：

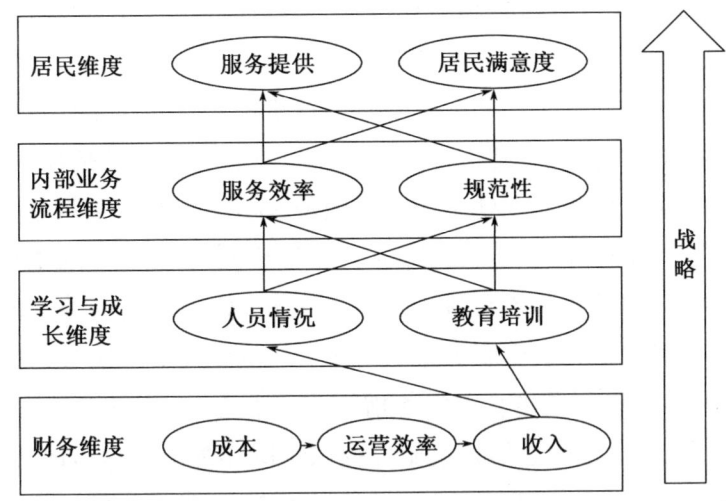

图 2-4　S社区卫生服务中心战略地图

1. 居民维度指标设计

社区卫生服务中心的公益性质决定了居民维度的重要性,这个维度设计的主要作用是反映中心职责履行情况、提升社区卫生服务质量、改善社区卫生服务中心形象、保障辖区居民的基本卫生服务需求得到满足。

在设计居民维度的指标时,中心需要在保证履行自身责任的基础上,考虑清楚居民需要中心提供什么样的产品和服务,并且去思考如何提供更高质量的产品和服务。只有设身处地地去观察、思考居民的诉求,才能设计出准确评价居民维度的指标体系,从而进一步通过绩效激励提升中心居民维度的绩效表现。

居民维度可以进一步分为两个维度,一是服务提供维度,二是居民满意度维度。前者是从中心的角度出发,描述中心为患者提供的服务情况,也是中心自身责任的履行情况,可以进一步分为特色服务、基本公共卫生服务和其他基本医疗服务;后者是站在患者的角度,评价中心所提供服务的能力和质量。

在讨论的过程中,对于是否应当设计满意度维度分歧较大,反对者认为满意度的数据不易获得,容易出现结果造假的情况,影响最终结果的准确性;支持者认为满意度是一个反映居民认可度的重要指标,需要设置这个维度以反映居民对社区卫生服务中心的态度。讨论的最终结论是设置居民满意度维度,并借助第三方机构和信息技术手段提高数据的准确性,并相应降低此维度的权重。

基本医疗服务和基本公共卫生服务的评价主要建立在原有绩效评价指标体系的基础上,保留了原有指标中反映服务数量和质量的指标,将这些指标的结果的综合得分作为此处基本医疗服务和基本公共卫生服务两个指标的得分。而原有指标体系中,与内部业务流程相关,影响服务效率和服务质量的指标则作为内部业务流程维度的指标列示,如合理用药等。政府每季度会对中心的基本公共卫生服务进行考核,中心平时不单独对这部分进行考核,所以此处的基本公共卫生服务指标为政府考核结果的反映。为了体现中心的战略,所以把中心的特色服务提供情况作为单独的指标列示。

居民满意度主要关注两个指标,一是投诉率,二是满意度。这两个指标分别从正反两方面了解居民对社区卫生服务中心的看法,使结果更加全面、更加可靠。

2. 内部业务流程维度指标设计

设计内部业务流程维度指标时,需要思考为了提升居民维度的绩效,作为组织必须重视哪些业务流程。服务效率决定了服务数量,而规范性则决定了服务质量,所以内部业务流程维度也分为两个方面:服务效率和规范性。经过与S社区卫生服务中心的绩效考核小组讨论,服务效率采用三个指标:医师日均门(急)诊人次、双向转诊率和病床使用率;规范性采用医疗文书合格率和药品使用规范性两个指标。

3. 学习与成长维度指标设计

想要提供高质量的社区卫生服务,离不开高素质的卫生服务工作者。然而,由于工资低、发展受限、管理不科学等原因,社区卫生服务中心作为基层医疗机构,不但难以吸引高素质的年轻人才,还难以留住经验丰富、职称高的人才,靠着一支素质不高、业务能力不强的卫生服务队伍,想要提供优质的服务是十分困难的。另外,为了维持并提高卫生服务队伍的素质,利用好中心与三甲医院和高校的合作关系,适量的培训和内部评比活动也是必要的。所以,学习与成长维度主要包括人员情况和教育培训两个方面。

人员情况会受两个因素影响,一是人员的稳定性,二是人员的质量。人员的稳定性体现在员工流动率上,人员满意度也会对其稳定性有很大影响。

目前中心人员质量的重中之重是全科医生人数,所以此处人员的质量由注册全科医生占临床医生比例来反映。最终人员情况这一维度下确定为三个指标:员工流动率、人员满意度和全科医生比例。

S社区卫生服务中心的教育培训主要包括中心创造条件派员工外出学习或请专家来中心培训,并通过内部举办活动、评比的方式,鼓励员工主动学习,提升工作技能,所以教育培训的指标为参与培训人次数和举办评比活动人次数。

4. 财务维度指标设计

即便社区卫生服务中心是非营利组织,不追求利润,但是有效的经营和保证健康的资金状况也是至关重要的。企业的财务维度更多地注重收入、利润,社区卫生服务中心的财务维度则更注重成本。因为社区卫生服务中心的利润有限,而政府的支持力度仍稍显不足,很多社区卫生服务中心都有因经费不足而影响服务提供的情况。在这样的情况下,如何提高资源的利用效率、用更少的成本维持现有的服务水平或提供更好的服务,并适当增加收入以支撑发展成为管理者在财务维度上最为关心的问题。

经过讨论,财务维度可分为三个角度,分别是收入、成本、运营效率。分别对应的指标为特色服务收入占比和门诊人次增长率、门诊均次成本、总资产周转率。S社区卫生服务有一系列特色服务,如中医、肿瘤、养老和有偿个性化签约等服务,中心为了这些特色服务也投入了很多人力、物力,这些特色服务收入占总收入的比例是衡量中心合理配置资源和盈利能力的标志性指标,门诊人次则是影响中心收入的最直接指标之一。另外,门诊均次成本反映了中心的门诊总成本控制情况,总资产周转率可以反映中心的运营效率。

5. 指标权重的确定

在确定了中心层面的平衡计分卡中的各项指标后,需要根据各个指标结果对中心战略实现的重要性为各个指标赋予一定权重,使得最终的考核结果更加科学。

本书对指标的赋权采取国际上广泛认可的层次分析法,层次分析法从系统的角度分析问题,并结合了定量与定性的方法确定权重,比主观赋权的结果更为客观、准确。本书利用层次分析法对设计绩效指标权重的主要过程为:第一步,构建层次模型。在前面已经基本完成,就是首先将绩效管理指标分出一定的层次,也就是平衡计分卡的四个维度,再找到能够影响各维度的因素,根据这些因素与战略的关系将因素分类,再将同一分类中的因素的内在联系分出层次,使指标形成阶梯状的层次;第二步,运用专家咨询法。对每一层次的因素分析其影响力度大小,将其根据重要程度进行排序;最后,通过数学方法逐层计算出各级因素的加权权重。

根据上文设计好的中心层面平衡指标体系,将战略目标设定为层次分析法模型中的目标层(A),准则层包括平衡计分卡的居民维度($B1$)、内部业务流程维度($B2$)、学习与成长维度($B3$)、财务维度($B4$),每个维度的下一层指标为一级指标层,记为$C_i(i=1,2,3\cdots)$,一级指标层分解而来的指标构成二级指标层,记为$D_i(i=1,2,3\cdots)$。如此构建成层次结构模型,如表2-3所示。

表2-3 层次结构模型

目标层(A)	准则层(B)	一级指标(C)	二级指标(D)
做好辖区居民的"健康守门人",并成为全国基层医疗机构的先驱者和表率	居民维度(B1)	服务提供(C1)	基本公共卫生服务(D1)
			特色服务(D2)
			其他基本医疗服务(D3)
		居民满意度(C2)	投诉率(D4)
			满意度(D5)
	内部业务流程维度(B2)	服务效率(C3)	医师日均门(急)诊人次(D6)
			病床使用率(D7)
			双向转诊率(D8)
		规范性(C4)	医疗文书合格率(D9)
			药品使用规范性(D10)
	学习与成长维度(B3)	人员情况(C5)	员工流动率(D11)
			人员满意度(D12)
			全科医生比例(D13)
		教育培训(C6)	参与培训人次数(D14)
			举办评比活动人次数(D15)

续表 2-3

目标层(A)	准则层(B)	一级指标(C)	二级指标(D)
	财务维度(B4)	收入(C7)	特色服务收入占比(D16)
			门诊人次增长率(D17)
		成本(C8)	门诊均次成本(D18)
		运营效率(C9)	总资产周转率(D19)

层次结构模型确立后，即可以分别构造每个维度的两两比较判断矩阵，设计问卷，运用德尔菲法对同维度下同层次的指标进行两两比较。对判断矩阵进行判断是层次分析法的重要步骤，假设某一层中的 A_m 与下一层的 $B_1, B_2, B_3, \cdots B_n$ 有因果关系，则可以构造如表 2-4 所示的判断矩阵。

表 2-4 判断矩阵

A_m	B_1	B_2	$\cdots$	B_n
B_1	b_{11}	b_{12}	$\cdots$	b_{1n}
B_2	b_{21}	b_{22}	$\cdots$	b_{2n}
$\cdots$				
B_n	b_{n1}	b_{n2}	$\cdots$	b_{nn}

表 2-4 中的 b_{ij} 用 1～9 标度法进行打分（不同标度的含义如表 2-5 所示），表示 B_i 对 B_j 的相对重要性程度。比如 b_{12} 指 B_1 对 B_2 的相对重要程度，如果 b_{12} 的值为 1，则表示两个因素的重要程度相同。由于矩阵的特殊性，$b_{ij}=1/b_{ji}$。

表 2-5 1～9 标度法各标度含义

标度	含义
1	表示 2 个因素具有同样重要性
3	表示一个因素比另一个因素稍重要
5	表示一个因素比另一个因素明显重要
7	表示一个因素比另一个因素强烈重要
9	表示一个因素比另一个因素极端重要
2,4,6,8	为上述相邻判断的中值

下面以对其中一名专家的咨询为例,展示第一轮专家咨询的过程。该专家针对平衡计分卡各维度的指标都进行了两两比较,首先,根据其填写的目标层权重判断矩阵可得出平衡计分卡四个维度的权重,数据由 yaahp11 版软件计算得出。其填写的判断矩阵及对应的计算结果如表 2-6 所示。

表 2-6 目标层权重判断矩阵

S社区卫生服务中心绩效判断矩阵准则层	居民维度	内部业务流程维度	学习与成长维度	财务维度
居民维度	1	2	3	1/2
内部业务流程维度	1/2	1	1	1/2
学习与成长维度	1/3	1	1	1/2
财务维度	2	2	2	1

对矩阵进行归一化处理,算得特征向量 $W=\{0.3048, 0.1584, 0.1460, 0.3908\}$,最大特征值 $\lambda_{max}=4.1179$,一致性比例为 $0.0442<0.1$,这表明矩阵通过一致性检验,得出的指标权重是合理的。所以准则层相对于目标层的指标权重为 $W=\{0.3048, 0.1584, 0.1460, 0.3908\}$。

然后根据专家填写的其他矩阵进行一级指标层的权重确定及一致性检验。分别构建指标层的两两比较矩阵并计算一级指标相对于准则层和二级指标相对于一级指标的权重。由于数据较多,本书省略计算过程,仅列明计算结果,并对每层指标测算的权重大小进行一致性检验。(见表 2-7 至表 2-17)

表 2-7 居民维度指标判断矩阵

居民维度	服务提供	居民满意度	权重	一致性检验
服务提供	1	4	0.8	$\lambda_{max}=2$
居民满意度	1/4	1	0.2	$CR=0<0.1$

表 2-8 内部业务流程维度指标判断矩阵

内部业务流程维度	服务效率	规范性	权重	一致性检验
服务效率	1	3	0.75	$\lambda_{max}=2$
规范性	1/3	1	0.25	$CR=0<0.1$

表2-9 学习与成长维度指标判断矩阵

学习与成长维度	教育培训	人员情况	权重	一致性检验
教育培训	1	1/3	0.25	$\lambda_{max}=2$
人员情况	3	1	0.75	$CR=0<0.1$

表2-10 财务维度指标判断矩阵

财务维度	收入	运营效率	成本	权重	一致性检验
收入	1	5	2	0.595 4	
运营效率	1/5	1	1/2	0.128 3	$\lambda_{max}=3.005\ 5$
成本	1/2	2	1	0.276 4	$CR=0.005\ 3<0.1$

表2-11 服务提供指标判断矩阵

服务提供	特色服务	基本公共卫生服务	其他基本医疗服务	权重	一致性检验
特色服务	1	2	4	0.558 4	
基本公共卫生服务	1/2	1	3	0.319 6	$\lambda_{max}=3.018\ 3$
其他基本医疗服务	1/4	1/3	1	0.122 0	$CR=0.257\ 5<0.1$

表2-12 居民满意度指标判断矩阵

居民满意度	满意度	投诉率	权重	一致性检验
满意度	1	1	0.5	$\lambda_{max}=2$
投诉率	1	1	0.5	$CR=0<0.1$

表2-13 服务效率指标判断矩阵

服务效率	医师日均门（急）诊人次数	病床使用率	双向转诊率	权重	一致性检验
医师日均门（急）诊人次数	1	3	5	0.595 4	
病床使用率	1/3	1	2	0.128 3	$\lambda_{max}=3.005\ 5$
双向转诊率	1/5	1/2	1	0.276 4	$CR=0.005\ 3<0.1$

表 2-14　规范性指标判断矩阵

规范性	药品使用规范性	医疗文书合格率	权重	一致性检验
药品使用规范性	1	1/2	0.333 3	$\lambda_{max}=2$
医疗文书合格率	2	1	0.666 7	$CR=0<0.1$

表 2-15　教育培训指标判断矩阵

教育培训	举办评比活动人次数	参与培训人次数	权重	一致性检验
举办评比活动人次数	1	1/4	0.2	$\lambda_{max}=2$
参与培训人次数	4	1	0.8	$CR=0<0.1$

表 2-16　人员情况指标判断矩阵

人员情况	人员满意度	员工流动率	全科医生比例	权重	一致性检验
人员满意度	1	2	1/2	0.285 7	
员工流动率	1/2	1	1/4	0.142 9	$\lambda_{max}=3.000\,0$ $CR=0<0.1$
全科医生比例	2	4	1	0.571 4	

表 2-17　收入指标判断矩阵

收入	特色服务收入占比	门诊人次增长率	权重	一致性检验
特色服务收入占比	1	2	0.666 7	$\lambda_{max}=2$
门诊人次增长率	1/2	1	0.333 3	$CR=0<0.1$

将上述结果汇总，即可得到各层次的权重，如图 2-5 所示。

将上述结果转为表格，该专家对 S 社区卫生服务中心中心层面平衡计分卡指标体系权重意见结果如表 2-18 所示。

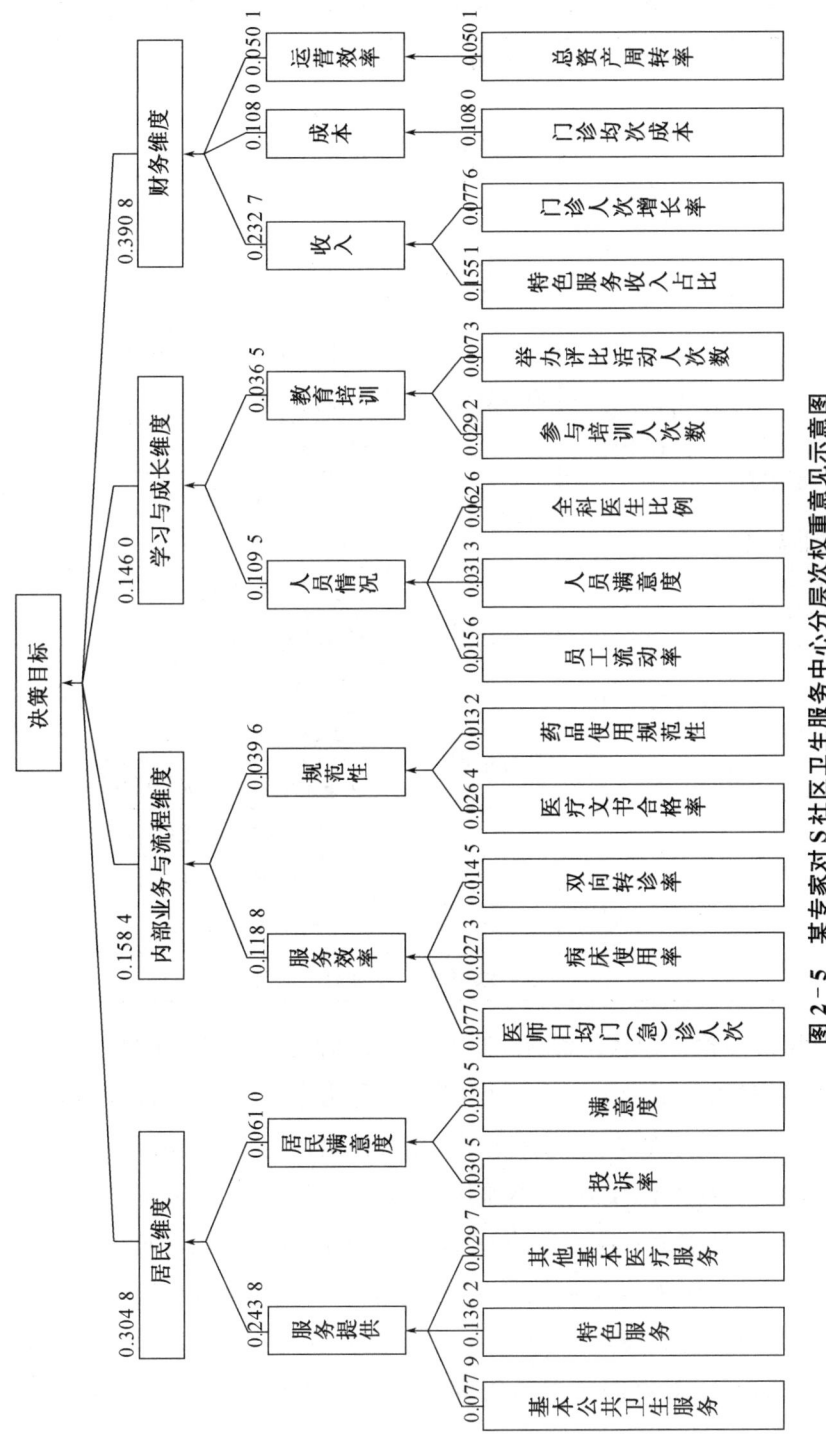

图 2-5 某专家对 S 社区卫生服务中心分层次权重意见示意图

表 2-18 某专家对 S 社区卫生服务中心中心层面平衡计分卡指标体系权重意见

目标层(A)	准则层(B)	一级指标(C)	二级指标(D)	权重
做好辖区居民的"健康守门人",并成为全国基层医疗机构的先驱者和表率	居民维度(B1)	服务提供(C1)	基本公共卫生服务(D1)	0.077 9
			特色服务(D2)	0.136 2
			其他基本医疗服务(D3)	0.029 7
		居民满意度(C2)	投诉率(D4)	0.030 5
			满意度(D5)	0.030 5
	内部业务流程维度(B2)	服务效率(C3)	医师日均门(急)诊人次(D6)	0.077 0
			病床使用率(D7)	0.027 3
			双向转诊率(D8)	0.014 5
		规范性(C4)	医疗文书合格率(D9)	0.026 4
			药品使用规范性(D10)	0.013 2
	学习与成长维度(B3)	人员情况(C5)	员工流动率(D11)	0.015 6
			人员满意度(D12)	0.031 3
			全科医生比例(D13)	0.062 6
		教育培训(C6)	参与培训人次数(D14)	0.029 2
			举办评比活动人次数(D15)	0.007 3
	财务维度(B4)	收入(C7)	特色服务收入占比(D16)	0.155 1
			门诊人次增长率(D17)	0.077 6
		成本(C8)	门诊均次成本(D18)	0.108 0
		运营效率(C9)	总资产周转率(D19)	0.050 1

回收第一轮专家咨询结果,如上述流程对每一位专家的权重意见进行测算,然后对每一指标下各专家得出的权重计算变异系数,反映专家意见的一致性。计算结果如表 2-19 所示,可以看出,变异系数值比较大,第一轮专家咨询的一致性比较差,专家们的意见不是很统一。于是进行了第二轮专家咨询,同时把第一次专家咨询的结果(包括各指标的平均值、变异系数)反馈给专家们,作为专家们再次打分的参考(沈林,2009;张朋,2014;张文念,2014;吴雯瑾,2013)。回收第二轮专家咨询结果并进行计算,结果如表 2-19 所示,此次专家们权重结果的变异系数均小于 0.25,意见较为统一,故采用第二轮专家咨询的权重结果的平均值作为最终的权重。最终的 S 社

表2-19 专家咨询结果

目标层(A)	准则层(B)	平衡计分卡一级指标(C)	二级指标(D)	第一轮专家咨询结果 权重平均值	标准差	变异系数	第二轮专家咨询结果 权重平均值	标准差	变异系数
做好辖区居民的"健康守门人",并成为全国基层医疗机构和表率者的先驱率	居民维度(B1)	服务提供(C1)	基本公共卫生服务(D1)	0.1042	0.0329	0.3159	0.1185	0.0249	0.2105
			特色服务(D2)	0.0746	0.0378	0.5071	0.0933	0.0140	0.1502
			其他基本医疗服务(D3)	0.0295	0.0113	0.3837	0.0411	0.0054	0.1309
		居民满意度(C2)	投诉率(D4)	0.0486	0.0348	0.7156	0.0483	0.0117	0.2420
			满意度(D5)	0.0570	0.0216	0.3792	0.0512	0.0098	0.1906
	内部业务流程维度(B2)	服务效率(C3)	医师日均门(急)诊人次(D6)	0.0429	0.0205	0.4782	0.0646	0.0160	0.2479
			病床使用率(D7)	0.0213	0.0115	0.5382	0.0311	0.0071	0.2282
			双向转诊率(D8)	0.0198	0.0100	0.5060	0.0263	0.0065	0.2478
		规范性(C4)	医疗文书合格率(D9)	0.0331	0.0196	0.5915	0.0247	0.0059	0.2406
			药品使用规范性(D10)	0.0502	0.0284	0.5659	0.0264	0.0061	0.2323
	学习与成长维度(B3)	人员情况(C5)	员工流动率(D11)	0.0119	0.0071	0.5950	0.0129	0.0026	0.2045
			人员满意度(D12)	0.0282	0.0164	0.5823	0.0209	0.0043	0.2059
			全科医生比例(D13)	0.0443	0.0270	0.6107	0.0404	0.0074	0.1820
		教育培训(C6)	参与培训人次数(D14)	0.0590	0.0352	0.5961	0.0529	0.0111	0.2105
			举办评比活动人次占比(D15)	0.0194	0.0120	0.6186	0.0172	0.0041	0.2365
	财务维度(B4)	收入(C7)	特色服务收入占比(D16)	0.0864	0.0578	0.6690	0.0696	0.0169	0.2431
			门诊人次增长率(D17)	0.1166	0.0430	0.3690	0.1114	0.0152	0.1363
		成本(C8)	门诊均次成本(D18)	0.0784	0.0262	0.3339	0.0849	0.0153	0.1801
		运营效率(C9)	总资产周转率(D19)	0.0746	0.0395	0.5289	0.0644	0.0120	0.1859

区卫生服务中心的中心层面平衡计分卡指标体系如表2-20所示。

表2-20 S社区卫生服务中心的中心层面平衡计分卡指标体系

目标层(A)	准则层(B)	一级指标(C)	二级指标(D)	权重
做好辖区居民的"健康守门人",并成为全国基层医疗机构的先驱者和表率	居民维度(B1)	服务提供(C1)	基本公共卫生服务(D1)	0.118 5
			特色服务(D2)	0.093 3
			其他基本医疗服务(D3)	0.041 1
		居民满意度(C2)	投诉率(D4)	0.048 3
			满意度(D5)	0.051 2
	内部业务流程维度(B2)	服务效率(C3)	医师日均门(急)诊人次(D6)	0.064 6
			病床使用率(D7)	0.031 1
			双向转诊率(D8)	0.026 3
		规范性(C4)	医疗文书合格率(D9)	0.024 7
			药品使用规范性(D10)	0.026 4
	学习与成长维度(B3)	人员情况(C5)	员工流动率(D11)	0.012 9
			人员满意度(D12)	0.020 9
			全科医生比例(D13)	0.040 4
		教育培训(C6)	参与培训人次数(D14)	0.052 9
			举办评比活动人次数(D15)	0.017 2
	财务维度(B4)	收入(C7)	特色服务收入占比(D16)	0.069 6
			门诊人次增长率(D17)	0.111 4
		成本(C8)	门诊均次成本(D18)	0.084 9
		运营效率(C9)	总资产周转率(D19)	0.064 4

(五)平衡计分卡的实施

采用基于平衡计分卡的绩效管理体系,无疑是S社区卫生服务中心绩效管理的大变革,为了使这个变革能够带来预期的结果,在平衡计分卡的实施过程中需要注意培训与沟通、执行与应用、反馈与改进等问题。

1. 培训与沟通

为了确保平衡计分卡的顺利实施,必须要让每一位员工都对平衡计分卡有足够的认识,所以适当的培训是必要的。首先,员工们可能会对变革产生抵触情绪,新的绩效管理模式实施的初期会给他们带来额外的工作量,还会让他们遇到许多阻力,这是不受他们欢迎的。所以需要了解员工的痛点和需求,针对他们的需要提出采用平衡计分卡的优势,消除抵触情绪后再进行进一步的培训。其次,培训内容要根据岗位的不同而改变。虽然平衡计分卡的原理、中心的战略目标等内容是每个人都需要掌握的,但也要根据不同岗位对平衡计分卡的实施所需要的知识和技能,设计不同的培训课程,比如要分别对不同岗位、不同职能的员工解释其个人指标的内容、评价方式及与科室、中心绩效的内在因果联系。这不仅有助于每个人清晰地了解自己的责任和目标,更能让大家了解个人的成果是怎样最终形成集体的成绩,从而增强个人的使命感和中心的凝聚力。

2. 执行与应用

任何好的计划想要取得理想的结果都离不开可靠的执行,所以成立专门的平衡计分卡执行小组,并明确责任人和分工是十分必要的。为了更好地起到绩效管理的激励与引导作用,需要绩效结果与员工或组织物质、非物质激励挂钩。绩效结果应该与科室、个人的薪酬回报相对接,确定合理的绩效工资比例,多劳多得,结果差的也要适当地扣减奖金,让员工直观地感受到工作与报酬之间的联系。另外,绩效结果还要与其他非物质激励挂钩,比如职位晋升、培训机会等,以增强绩效考核的作用。

3. 反馈与改进

绩效考核不是绩效管理的终点,也不仅仅是为了发工资、完成利润分配,更是要通过绩效考核找出工作中的薄弱点,分析出实际工作与组织战略目标的契合度,以更快、更好地完成组织的战略目标,所以绩效考核结果的反馈与改进也是至关重要的。

在每个考核期末,应向每个员工、科室反馈其考核结果,分析预设目标的实现情况。对不足之处反思原因,并积极寻找对策,对表现优异的组织或个人给予表扬和奖励。另外,绩效指标体系也不能一成不变,要根据中心的实际情况(尤其是战略目标)进行调整,以保证指标与中心发展的匹配性。

第三章 医疗项目成本核算研究
——基于 M 民营医院案例

第一节 研究背景

2009年,中共中央国务院发布《关于深化医药卫生体制改革的意见》,标志着我国即将开展一次全新的医药卫生体系的改革。2012年,先后出台了新《医院财务制度》和新《医院会计制度》,进一步规范医院管理。近几年来,我国医药卫生体制改革深入推进、不断发展,国务院在2013年批准、并向社会各界颁布了《深化医药卫生体制改革2013年主要工作安排》,提出加大各大城市和地区各级公立医疗机构改革试点的力度,进而开始第二批公立医疗机构的改革,同时,取消药品加成,打破传统的"以药补医"的体制,全面构建现代医院管理制度,切实解决广大人民群众"看病难、看病贵"的问题。

此外,为了有效解决医疗机构的困境,我国政府对医疗卫生领域的投入正在逐年增加,并不断对现有的补偿政策进行改革,但是就目前情况来看收效并不明显。政府对于医疗卫生领域的投入方式及金额需要医疗机构成本核算结果作为合理依据,而医疗机构在成本核算方面的基础较为薄弱。就医疗机构本身来说,国家相关部门的经费补贴和医疗项目的费用收取是现阶段其所获取资金的重要途径,而在"以药补医"这一政策被废除之后,医疗机构在改革过程中所需的资金来源很难获得保障。所以医院必须使用正确合理的医疗成本核算方式,对资产实行有效监控,提升经费的使用效率,这样才可以保证医疗机构在改革发展过程中能够获取更多的利益,并在激烈的行业竞争之中占据一定的地位。

近年来,我国的医疗市场竞争日益激烈,各类民营医院蜂拥而至,增长速度飞快,占据着一席之地。此外,我国医疗机构在成本核算方面的基础较为薄弱,原有的成本核算方式难以满足新医改形势下医疗机构现代化管理的需要。近几年来,我国众多学者针对医疗机构成本核算进行了研究,尤其对作业成本法的应用进行了分析与探究,并取得了一定的成果。但是在实际操作过程中发现,作业成本法成本较高,维护较难,难以将其充分应用,而时间驱动作业成本法正是对传统作业成本法的改进,更适合应用于间接成本较大的医院医疗项目成本核算。在这种情况下,本书引入时间驱动作业成本法,对其在医疗项目成本核算中的使用情况进行分析与探索,期望能够为医院在新医改过程中对各类医疗项目成本核算开拓全新的途径。

第二节 文献综述

一、时间驱动作业成本法理论研究

(一)国外相关理论研究

20世纪80年代,集成制造的快速发展使制造企业人工成本大幅下降,制造费用不断上涨,传统的成本计算方法无法适应这种变化,导致成本信息与现实脱节,进而影响企业的决策能力和盈利能力。1988年,罗伯特·卡普兰和罗宾·库伯在这种背景下提出了作业成本法(ABC),打破了管理会计界长久以来的沉寂。作业成本法因其在间接成本的分摊和成本控制方面的突出优势,很快就受到新兴制造企业的青睐,在20世纪90年代广泛流行起来。然而十多年后,作业成本法也渐渐暴露了一些固有缺陷,对员工的调查过程极耗时间并且成本高昂,计算过程中存在主观性和潜在的不准确性,同时忽略未使用的生产能力的可能性。卡普兰教授(2007)指出了作业成本法在资源占用和时间耗费上的弊端。

2004年,正当ABC陷入尴尬进退两难之时,擅长创新的卡普兰教授再次让人眼前一亮。他在《哈佛商业评论》发表文章,针对ABC的诸多缺陷提出了解决之道——时间驱动作业成本法(TDABC),并且用数据说明这是个更加行之有效的方法。TDABC针对性地克服了ABC实际运用过程中费时、昂贵、不准确且难以更新等缺点。

然而在TDABC的理论研究上，各位学者却存在不少分歧。卡普兰和安德森倾向于通过观察、采访、综合信息直接以分钟或者小时为单位估计时间。Cardinaels和Labro(2008)通过实验分析，发现以分钟为单位的时间等式会导致相当大的高估时间耗费，这种错误的高估可能会达到35%，因此以时间百分比为单位的时间等式更加合适。Hoozee、Vermeire和Bruggeman(2009)从风险的角度分析了时间方程输入参数的准确性对输出结果变动性的影响，同时发现只要时间方程包含了主要的时间动因要素，精简方程几乎不会影响其结果的可靠性。Szychta A.(2010)指出当TDABC没有很好地和诸如企业资源计划或者数据库等信息系统结合时就显得并不十分有效。

在TDABC成本系统设计方面，Hoozee和Bruggeman(2010)在案例研究中发现，员工集体参与和良好的领导风格有利于TDABC系统设计过程中的营运改善。Ayvaz和Pehlivanl(2011)则把TDABC同层次分析法和平衡记分卡结合在一起，用来战略决策指导。

Patricia Everaert等(2008)对ABC、TDABC在物流业的实际运用做了对比研究之后认为TDABC能够提供更准确的成本信息，并且补充了对成本驱动、子任务和物流成本问题的讨论。Kont K.(2012)从员工的角度考察了TDABC在高校图书馆的应用，认为其是管理工作时间分配的理想方法。

近年来，也有不少学者将TDABC应用于医院中。William P. Hennrikus等(2012)在对波士顿一家儿童医院整形外科手术的成本进行的研究中发现TDABC可以提供准确的成本度量。Christopher J.和Mike Hopkins(2014)通过克利夫兰诊所和哈佛商学院关于TDABC的试验计划发现了降低心瓣膜手术成本，提升护理流程的重要方法。研究显示TDABC相对于原先的成本核算方法产生了微小但是重要的变化，并且成本数据更加准确。

综上所述，TDABC的应用领域主要分布在物流、图书情报、酒店、医疗这样的服务行业，且其主要优势在于提供更加准确的成本信息、适应复杂的商业环境和帮助企业增强盈利能力。

(二) 国内相关理论研究

杨继良(2005)将卡普兰(2004)的时间驱动作业成本法介绍到国内之后,国内多是将其与 ABC 对比,分析 TDABC 优势所在(杨继良、尹佳音,2005;李明毅,2005)。裴学增(2010)主要关注了 TDABC 下闲置生产能力的核算管理。刘春蕾(2013)将时间驱动作业成本法与经济增加值相结合,并以一家粮食流通企业为例阐述了该方法的主要运用。

与国外类似,物流业是我国学者研究应用时间驱动作业成本法的主要关注领域。闵亨锋(2007),杨头平、刘志学(2008)的研究指出 TDABC 简化了物流成本的计算过程,更能够反映复杂的物流活动并且运行成本低,非常适合物流企业。董雅丽、李长坤(2008)尝试通过基于时间驱动作业成本法对物流成本进行管理,进一步挖掘隐蔽的物流成本,拓宽了物流成本管理的途径。杨静蕾、郭瑞(2009)将时间驱动作业成本法的原理引入到城市配送服务定价中,得出了新的城市配送费率结构和配送费用计收公式,为城市配送企业提供了一种有效定价工具。张庆平、向吉美、师建华(2011)提出将时间和距离作为作业成本法驱动因素,结合具体实例按步骤核算了整车每次任务的运输成本,证明该方法简单便捷并具有可操作性。刘彤和滕春贤(2013)对 TDABC 在家电供应链的应用进行了分析,建立了基于 TDABC 的家电供应链成本核算体系。

陈力楠(2007)对运用 TDABC 核算医院成本时应注意的问题进行了初步的探索。黄成礼、朱微微(2009)将 TDABC 用来测量评价医疗机构的住院服务效率,认为医疗护理服务更适合使用时间驱动作业成本法。杨开伦(2011)采用 TDABC 核算县级医院病种成本。方玉凤等(2014)指出 TDABC 在成本测算中的应用为解决我国新环境下基本卫生服务项目的成本核算提供了新的理念和系统的方法。

时间驱动作业成本法被介绍到国内的时间很短,学者们的视线还未完全转向这种新兴的成本核算方法,所以相关文献并不丰富。就现有的文献显示国内对时间驱动作业成本法的注意力徘徊在物流行业,医疗领域的寥寥数篇文章远远不及,而且篇幅太短,参考价值有限。

二、医疗项目成本核算研究

(一)国外相关文献研究

成本核算作为企业管理的一种方法,最早由英国于1933年引入医院管理中,20世纪60年代美国将其引入医疗保险业。1973年,国际保健组织的Larry K. Macdonald博士等研究了以患者为单位计算医疗服务成本的方法(患者成本法),研究的主要目的是提供医疗服务的实际成本信息,以患者为成本核算单位,"自上而下"地计算医院的成本,以"生产能力"作为分配成本的依据。该方法充分考虑了医疗服务行业的特点,尽量简化计算方法,核算主要成本(机构成本与人力成本),缺点是不能包括医院的全部资源费用。

1976年,耶鲁大学卫生研究中心以患者病例组合为分类单位开发了疾病诊断相关组法,即DRGs成本核算法,划分三个最终成本中心,根据不同的分配标准分两个阶段完成核算成本,该方法基本上包括了住院患者的所有成本。20世纪80年代中期,美国开始进行项目成本核算研究,其目的是为标准临床项目的诊疗分组付费方法提供参考。

20世纪90年代以后ABC的应用使医疗机构从成本核算提升到成本管理层面上来。1991年,Helmi和Tanju提出了用ABC计算医疗服务成本的五个步骤。1993年,加拿大麦克马斯特大学的教授Chan提出将ABC与单位服务标准成本资料、DRG《标准治疗协议》结合,确定单位服务标准全成本,Chan通过与传统成本法对比分析,揭示了ABC在医院成本核算结果方面的准确性,但没有设计具体的医院作业成本制度,没有揭示ABC在所有医疗服务中应用的情况。

21世纪后,医疗机构成本管理从管理层和作业层提升到了战略层,形成了战略成本管理系统。Liberman和Rotarius(2005)运用作业成本法,基于战略会计的思想,提出新的成本分摊方法,可用于诊所的实验室和输血服务。Nathalie Demeere等(2009)将时间驱动作业成本法应用在门诊医疗中,以较低的成本给病人提供更好的服务。

(二)国内相关文献研究

程晓明教授(2004)认为,医疗服务的成本核算方法是源于企业的产品成本核算方法,结合医院自身特点而形成的。同时指出,我国医院成本核算的基础框架可以分为三级:一级核算又称院级成本核算,是以医院为核算对象,主要是核算医院的总体消耗;二级核算是以各科室为核算对象,核算科室的各项消耗与总计支出,用于评价科室的经营业绩;三级核算是以医疗项目或病种为核算对象,在二级核算基础上科学分类和归集项目成本与病种成本,主要用于参考制定项目收费与病种收费的标准。

在医疗项目成本核算研究上,卫生部卫生经济研究所从1992年开始,首先探讨了核算医疗服务项目成本的方法,主要应用传统的完全成本法和变动成本法核算。朱元琴(2004)指出全成本管理作为一个全新的理念和全新的系统管理工程,其总体框架由成本核算体系、成本预测分析体系、效益评价体系和控制运行体系四大部分构成。

鲍玉荣、朱士俊(2005)等提出采用ABC核算项目成本的技术路线,并选择医院的检验科作为实施ABC的科室,核算了该科的服务项目成本。葛人炜、孙强、孟庆跃等(2006)从理论上提出了包括划分作业、确定作业代表动因、分摊作业成本、计算单元成本、建立成本账户、制定账务处理程序和编制成本表等步骤在内的一整套具体的作业成本核算方法。汪丹梅等(2014)探讨了过程控制成本管理系统如何与医院新财会制度相匹配的问题,将医院成本管理从事后核算转变为全过程控制管理。

张颖(2015)对时间驱动作业成本法的原理和核算流程进行了详细的介绍,并指出时间驱动作业成本法的优势在于可以适应医院各种业务的复杂性,为医院确定流程成本提供了实用的方法,管理者据此能够获得准确的成本信息,进而确定需要改进的流程,有效利用闲置产能,准确地制定成本管理策略。

江其玫、戚枫茗(2015)从医院成本核算、预算、控制及绩效四个方面,构建我国公立医院时间驱动作业成本管理体系,并指出通过这一体系可以提高医院成本核算的精细度,提升医护人员的工作效率,实现全过程的成本管理,增强医院的竞争力。

三、文献综述

通过对国内外相关文献梳理可知,时间驱动作业成本法是为克服作业成本法的局限性而产生的,其研究范围跟随着作业成本法的脚步很快涉及物流、酒店及医疗机构等服务业领域,研究内容从理论范式跨入到实务应用,国外研究成果有许多先进经验值得我国借鉴。

我国医疗服务项目成本核算起步较晚,相关的研究是建立在西方国家的研究基础上的,通过一些改进和调整,逐步探究适合我国医疗行业成本核算的方法。随着医疗改革政策的不断深化与发展,原先的科室成本核算已经不能够满足信息使用者的要求,这也迫使医院探寻新的成本核算办法。由于作业成本法在我国的应用较晚,同时在应用过程中成本较高,维护较难,难以引入我国医疗机构的成本核算中去,可以考虑引入时间驱动作业成本法进行医疗项目成本核算。当前,国内对时间驱动作业成本核算方法的研究分析还处于探索阶段,在医疗项目成本核算管理中的运用尚处于起步阶段,由此,本书对时间驱动作业成本法在医疗机构项目成本核算中的应用展开了剖析和探究。

第三节 相关理论

一、作业成本法的基本理论

随着企业管理的日益完善和技术运用的日益成熟,对企业内部成本管理的要求也相应提高,为了解决新的生产环境下传统成本会计的难题,作业成本法应运而生。作业成本法是一种通过对所有作业活动进行细分,计量作业成本,用以对作业业绩和资源的利用情况进行分析的成本核算和管理方法。

(一)作业成本法的核算步骤

首先对作业成本法的一些重要概念作介绍。

1. 资源

资源是指企业为生产产品或提供服务而投入的一切事物,如资金、人工资源、材料资源、机器设备资源、水电资源等。资源是成本的源泉,成本是所消耗资源价值在货币上的表示。

2. 作业

作业是企业为了生产产品或提供服务而组织执行的一系列活动。作业完成的过程是资源消耗的过程，也是资源投入和效果产出的过程。因此，作业是资源与成本对象之间联系的纽带。作业贯穿于企业经营的全过程，企业经营的过程就是一系列作业的集合。另外，作业是可以计量的，也即其消耗量能够得到确认，这为基于作业的成本计算提供了客观依据。

3. 作业中心及成本库

作业中心是一系列相互联系的、能够实现某一特定功能的作业的集合。例如，材料的打磨、材料的上漆等一系列作业都是为了实现对材料的加工，因此可以归结为"材料加工作业中心"。作业中心所消耗的资源成本的集合构成了该作业中心的作业成本库。

4. 成本对象

成本对象是导致作业发生的真正原因，是归集成本的最终落脚点。成本对象的形式灵活多样，可以由一项服务或者是一种产品来反映，也可以是以顾客、合同等形式展现。不同的成本对象由不同的作业活动构成，消耗着企业不同的资源。最终资源的消耗归结到某种形式的成本对象中。

5. 成本动因

成本动因，也称成本驱动因素，是指成本对象消耗成本的具体表现形式和原因。成本动因分为作业动因和资源动因，它是衡量作业消耗资源的一个标准。不同于传统成本计算方法，作业成本法中的成本动因通过两阶段成本分摊来核算最终的成本对象，从而获得更为准确的成本对象的信息。这两阶段分别是从资源到作业阶段以及作业到成本对象阶段。

（1）资源动因。资源动因是作业中心对资源消耗的反映，描述了资源是以何种标准以及何种方式被作业消耗。在资源分配到作业过程中作业成本要素也由此产生，资源动因发挥了第一阶段成本动因的作用。例如在物流活动中，一个分拣活动将消耗一定分钟的人力和机械，而这个人工工资与机械的费用就是属于资源动因，人工工资和电力也就成了分拣成本要素。

（2）作业动因。作业动因是将作业成本库中的成本分配到成本对象的依据。例如以 A、B 两种产品为成本计算对象，A 比 B 需要更多的原材料，此时，原材料采购订单的数量就是作业动因，可以根据 A、B 实际所需的订单数量将采购作业成本库中的成本分配到两种产品中去。

作业成本法主要由上述几个要素组成,其基本原理可以归纳为"作业消耗资源,成本对象消耗作业",或者可以描述为"资源驱动作业,作业驱动成本对象",在作业成本法基本原理指导下,可以建立作业成本法核算的基本步骤。

第一步,确认和计量耗用的资源。将资源费用分为直接成本和间接成本,对于直接成本,可以采用传统成本核算法的处理方式直接将其计入成本对象;对于间接成本,按照以下步骤进行分配。

第二步,确认主要作业和作业中心。作业的划分和确认既是应用作业成本法的前提,也是构建作业成本法核算系统的难点与重点。常用的划分作业和作业中心的方法是工作流分析,对物流企业而言,就是通过分解物流服务的详细流程划分作业,然后将相互联系的、能够实现某一特定功能的作业归集为一个作业中心。

第三步,将间接成本分配到作业成本库。根据作业对资源消耗的具体情况,将间接成本分配到作业中心形成该作业中心的作业成本库。资源动因是将间接成本分配到作业成本库的媒介。

第四步,确定成本动因并计算成本动因率。成本动因是作业成本法核算系统的关键,选择合适的成本动因,对保证成本对象成本信息的准确性至关重要。通常,一个成本库有不止一个成本动因。例如,采购作业成本库的成本动因就可以是采购单数、供应商数和零件数等。实际操作中,应该选择与成本库之间具有较强的线性相关性的成本动因为成本分配的依据。

成本动因率是指每单位成本动因所引起的间接费用的大小,其数值等于成本库费用与该成本库成本动因量的比值。

第五步,将成本费用分配到成本对象。根据成本对象消耗每个作业成本中心成本动因的数量,将成本费用分配到成本对象,即得到成本对象间接费用的分配额。

第六步,成本对象最终成本的确定。将成本对象分配到的直接成本和间接成本归集到一起,就得到了成本对象的最终成本。

(二)作业成本法优劣势分析

与传统成本核算法相比,作为以管理为导向的成本核算方法,作业成本法的优势还是很明显的。

（1）作业成本法对期间费用的界定比传统成本法更合理,产品在生产过程中发生的生产性费用和与之产生的合理的期间费用都纳入了作业成本的范畴,而除此之外的不合理且无效的支出部分则成为作业成本法下所谓的期间费用。在作业成本法下,无关乎费用支出是否与生产有直接关联,更注重其产生是否合理有效,因此作业成本法对期间费用的划分更合理。

（2）作业成本法将成本费用的来源作为间接费用分摊的依据,将间接费用产生的原因与分配紧密联系起来,从而计算得出的产品成本能够看作是一种"相对准确"的成本数据信息。

（3）作业成本法下的生产管理体系采用了一种由后往前的生产结构,较之于传统成本核算方式,呈完全可逆性,是一种适时性的生产体系。在该生产体系中各个工序之间的工作结合得十分巧妙,显著提升了工作效率,并节省了大量时间。在作业成本法下,生产过程的各个环节均要求实行质量监控,无论哪道生产工序,只要发现废次品,就应立刻在本生产工序中予以修正。

（4）在作业成本法下,对成本费用进行分配时侧重于分配基础的多元化,不仅重点突出了工时、批量等财务变量,并且对诸如运输距离、工艺变更等非财务变量进行了调整。在此种方式的作用下,能够有效提升产品项目和其真实消耗之间的联系,并使管理融入作业中,进而改善"不增值作业"现象,使其演变为"增值作业"。

虽然相对于传统成本核算方法,作业成本法优势突出明显,但是实际上,这种方法还存在着一定的不足,需要进行改进和进一步探究。

（1）作业成本法耗费过大,实施成本相较于一般成本核算方法来说较高。因为需要考虑各种因素影响,划分出各个作业中心,其耗费的人力、物力极大,而进行核算的目的,还是为了控制成本,单单为了核算,反而耗费更多的资源,其实是不符合成本效益原则的,一般企业也不会应用这种方法。所以,很多企业会因为需要承担过多的多余劳动量和数据搜集量而选择不使用作业成本法。

（2）有些时候,某项资源不单单属于一项作业,而是由各种不同的作业消耗的,同时,这些作业的动因并不相同。那么会导致资源很难被分配到相应的作业中去,从而造成一些数据的混乱现象。

(3) 同传统成本法一样,这种方法没有考虑企业的资本成本,仅仅单就一般的经营成本进行了分配。这样其实是不合理的,将资本成本剔除之后,才是企业真正获益的部分,但显然作业成本法也没能解决这个问题,只是考虑了一般意义上的资源消耗。

(4) 在企业运营过程中,资源也会有损耗,不可能一刻不停地工作,产生效用。那么,其实企业中成本对象消耗的,不是全部企业所消耗的资源,这里面一部分是被浪费的,属于闲置的状态,而作业成本法没有考虑到这个因素,将所有的资源消耗都分配给了相应的对象,这会导致成本核算数据过高,不符合真实的情况。

因此,作业成本法虽然在一定程度上弥补了传统方法的缺陷,但仍然存在一定的不足,有一定的实施障碍。

二、时间驱动作业成本法的基本理论

当作业成本法遭遇瓶颈时,时间驱动作业成本法的提出无疑是恰逢其时的。事实证明,自从卡普兰和安德森于2004年提出时间驱动作业成本法以来,该方法已成功地应用到了全球多家公司,其中不乏行业中领先者,如花旗集团、可口可乐(比利时)公司、汇丰银行等。下文将对时间驱动作业成本法的概念、原理以及步骤详细地介绍。

(一) 时间驱动作业成本法的概念及原理

时间驱动作业成本法与作业成本法最大的不同在于,时间驱动作业成本法是通过直接估计单位作业消耗的生产能力来分配资源成本并最终核定成本对象的成本,避免了作业成本法概念下烦琐的成本动因的划分和成本动因率的计算过程。通常,生产能力是用工作时间表示的,这也是时间驱动作业成本法之所以被称为"时间驱动"的原因:当以时间作为生产能力的度量单位时,估计单位作业消耗的生产能力也就是估计单位作业的耗时。

时间驱动作业成本法核算成本的原理是:通过估计有效产能和单位作业的产能消耗来确定作业的成本动因率,然后根据作业的成本动因归集间接成本。时间驱动作业成本法涉及的相关概念如下:

1. 生产能力

生产能力可以理解为企业所拥有的能为企业运营提供支持并创造价值的能力。不同形式的生产能力可以有不同的计量单位。例如,对于人工或机械设备而言,生产能力可以理解为可用的工作或运转时间,此时时间就是生产能力的计量单位;对于仓库而言,生产能力可以理解为可用的面积,此时面积就是生产能力的计量单位。根据生产能力是否得到有效利用,生产能力可以细分为理论产能、有效产能和闲置产能。

(1) 理论产能。理论产能指不考虑任何形式(合理或不合理)损耗的情况下企业可用的生产能力。例如,分拣作业共有10个人负责,每人每天额定的工作时间为8个小时,则该作业一天的理论产能为80小时。

(2) 有效产能。有效产能是指扣除合理损耗的情况下企业实际可用的生产能力,合理损耗包括工人在工作间隙的休息、交流等占用的时间,不定期的培训占用的时间,机器检修、维护占用的时间等。

在时间驱动作业成本法成本核算体系中,有效产能是确定成本动因率的基础,因此有效产能的核定至关重要。一种确定有效产能的方法是,根据历史统计数据采用回归分析的方法确定有效产能,采用回归分析得出的结果较为准确,但对历史数据要求较高,不易操作;另一种方法是根据管理人员的经验估计有效产能,通常的做法是,取理论产能的80%~85%为有效产能(Robert S. Kaplan、Steven R. Anderson,2004),这种方法得出的结果较为粗略,但易于操作。一般认为,在使用时间驱动作业成本法核算成本时,允许有一定的误差,而且如果有效产能的估计误差过大,成本核算结果也能揭示出这一不合理的现象,因此出于操作便利考虑,通用的做法是用第二种方法估计有效产能。

(3) 闲置产能。闲置产能是指有效产能中被浪费的产能。这部分产能应该被用来为企业创造价值,但由于某种原因,如业务量不够导致工人待工,或者可用产能的配置超过正常业务量的需要等,导致这部分产能被白白浪费掉。对闲置产能计算及管理是时间驱动作业成本法在作业成本法基础上的理论突破。

2. 单位产能成本

单位产能成本是指每投入单位有效产能所消耗的平均成本。理解这个概念需要注意两点：首先，产能是指有效产能，而不是理论产能；其次，成本是指平均成本，相当于产能的价格。因此，单位产能成本等于总的间接营运成本与有效产能的比值。当以时间计量有效产能时，有效产能表现为有效工作时间，此时的单位产能成本就等于总的间接营运成本与有效工作时间的比值，鉴于此，单位产能成本也被称为单位时间产能成本。

3. 单位作业产能消耗

单位作业产能消耗指每完成一单位的作业所消耗的产能。以订单处理作业为例，每次订单处理需要 10 分钟的时间，则该作业的单位作业产能消耗为 10 分钟。单位作业产能消耗可以通过有经验的管理人员的估计、现场观察计量等方式确定，其精度要求不是很高。随着作业工序趋于标准化，单位作业产能消耗的计量将更为简单和精确。

4. 时间方程

在核定单位作业产能消耗时，不可避免的一个问题是，同一个作业，不同的情境或不同的要求下消耗的产能是不同的。还以订单处理作业为例，普通订单处理作业每次需要 10 分钟，紧急订单处理作业则要在此基础上增加 5 分钟，新客户订单处理需要在普通订单的基础上增加 10 分钟，当订单既是紧急订单又是新客户订单时，订单处理作业需要 25 分钟（10 分钟＋5 分钟＋10 分钟）。为了处理这类问题，就需要引进时间方程的概念，其作用就是处理同一作业不同的复杂程度下消耗产能不同的难题。时间方程的形式为（以订单处理作业为例，单位：分钟）：

$$Y = 10 + 5X_1 + 10X_2$$

其中，Y 表示单位订单处理作业的产能消耗，X_1、X_2 均为 0、1 变量，且 X_1 对应事件 1，即订单是紧急订单，X_2 对应事件 2，即订单是新客户订单，则：

$$X_1 = \begin{cases} 0, & \text{事件 1 为假} \\ 1, & \text{事件 1 为真} \end{cases}$$

$$X_2 = \begin{cases} 0, & \text{事件 2 为假} \\ 1, & \text{事件 2 为真} \end{cases}$$

5. 有效产能利用率

有效产能利用率指有效产能中未被浪费的那部分产能所占的比例。这部分产能是相对于闲置产能而言的,是能够为企业带来切实效益的有效产能。有效产能利用率越高,表明企业将产能转化为效益的能力越强,企业资源配置越合理,无谓的资源浪费越少。

(二) 时间驱动作业成本法与一般作业成本法的区别

从成本分摊计算原理上说,时间驱动作业成本法强调了时间方程、产能成本率、闲置产能的概念,它与传统作业成本法在很多方面具有明显区别,这些区别可归结为四类:成本分摊方式的区别,对复杂业务进行处理时的表现,模型更新时的差异,以及对企业闲置产能的体现。

1. 成本分摊方式

使用一般作业成本法核算成本对象成本时,首先应梳理企业的相关业务流程,提取并整理各个作业环节,并通过一定的资源动因将总成本分摊至各个作业库;然后通过估计每个成本对象所涉及的作业数量,将各个作业库的成本按照不同成本对象消耗的作业占比分摊下去;最后将所有分摊到成本对象的成本项进行加和。

使用时间驱动作业成本法进行成本核算时,应将时间或其他产能看作分摊中最主要的动因,根据各个成本对象相关的作业及其时间方程,计算成本对象所消耗的产能,从而计算各个成本对象的成本,而跳过了一般作业成本法中将成本先分摊至作业库的步骤。计算时,首先要计算出部门或其他核算层面的总产能,并使用武断估计法或科学估计法计算实际产能,得出产能成本率;随后,将产能成本率与通过时间方程计算得到的消耗产能相乘,从而得到成本对象消耗的成本。

2. 对复杂业务的处理

对于业务非常复杂的企业或部门,一般作业成本法与时间驱动作业成本法在对复杂作业流程的处理有着明显的区别。时间驱动作业成本法采取了时间方程,可以对复杂业务做出更简化的处理方式。

在一般作业成本法理论中,存在着一个假设的前提条件,即对于某一类作业或者产品、业务等,其处理时间都是相同的。当面对运营流程复杂的企业或部门时,项目人员必须将流程的每一项都当作一种作业处理,大大加重了作业成本法实施的工作量和系统对数据的承载量。

而在时间驱动作业成本法理论中,时间方程的提出很好地解决了这一问题。时间方程可以反映每一个作业步骤对产能的影响,通过时间方程中不同的项来表示作业步骤是否发生,并进行汇总相加来表示该作业所消耗的总产能。

3. 模型更新的差异

当企业的业务流程或成本对象的定义发生变化时,项目小组成员需要对作业成本法或时间驱动作业成本法模型进行更新。在进行更新时,一般作业成本法与时间驱动作业成本法也表现出较大的差异。对于传统的作业成本法来说,每一次业务的变化都对原来的模型进行更新重建,这给实施作业成本法模型的企业带来了很高的维护成本。对于实施时间驱动作业成本法模型的企业,由于时间驱动作业成本法中时间方程和产能成本率的概念,使这种模型的更新相对更灵活。具体来说,有两种情况可能引起模型更新:

(1) 成本动因率改变。当资源的成本、资源产能发生改变,或作业效率产生变化时,都可能引起成本动因率的变化。

(2) 作业流程改变。当部门的作业流程发生改变时,对于实施一般作业成本法模型的情况,需要对模型的作业字典进行更新,并重新确定企业的业务人员对各项工作分配产能的比例。而对于实施时间驱动作业成本法模型的情况,只需要知道每一项新作业所消耗的产能,对时间方程做出修改即可。

4. 闲置产能的分析

随着生产效率的提高,企业生产技术的发展,或者市场需求的波动,企业开始出现过剩的生产能力,即闲置产能。一般作业成本法没有考虑闲置产能的问题,它将部门中所有的成本都分配到成本对象中去,而不管当期是否存在没有被利用的闲置产能。而在时间驱动作业成本法中,对成本对象消耗的产能进行计算时,仅计算了实际消耗的产能,这样一来,就能得出企业的闲置生产能力。

忽略闲置产能可能会导致以下问题:

(1) 对成本对象的盈利能力估计错误。将闲置产能分配到成本对象,会导致成本对象的成本中包含本不属于该对象消耗的部分,当企业的资源利用率发生变化时,成本对象的成本也会随之变化,无法对成本对象的成本和盈利能力进行准确的分析。

(2) 使企业对闲置产能的分析出现错误。如果企业在计算成本对象成本时计入了闲置产能,就会使得企业即使知道存在着没有被成本对象消耗的产能,但由于成本分摊模型中无法体现,企业管理层就无法知道当期闲置产能的具体占比,于是,企业管理层也无法获知企业的产能利用情况随市场需求波动而发生的变动。

(3) 使管理人员在制定企业策略时出现判断失误。在进行成本分摊时,如果将实际上并未促进生产的闲置产能分配至各个成本对象,将会使企业产品、业务、客户等成本对象的成本计入结果发生严重扭曲。例如,对实际中正在盈利的产品的成本计算结果偏高,使管理人员错误地认为该产品处于亏损状态,从而做出对该产品停止生产或提高价格的错误决定,导致企业收入大幅损失。同样的,在企业客户管理中,也可能会由于将闲置产能分配至客户,而使企业错误地放弃正在盈利的客户,或者与客户重新进行价格谈判,而导致客户的流失。

第四节 M 医院的医疗项目成本核算研究

一、医院概况

M 医院创办于 1947 年,是一所集医疗、教学、科研和预防保健为一体的三级综合医院、国家级爱婴医院,中国县级医院百强医院排名第 29 位,是扬州大学第七临床医学院和南京医科大学、南通大学、东南大学医学院、江苏大学教学医院,南京医科大学第二附属医院全科医生规范化培养基地分中心。

M 医院占地面积 178 亩,总建筑面积 15.1 万平方米,开放床位 1 500 张。拥有正高级职称人才 51 人,副高 171 人,博士 8 人,研究生 150 余人。设有临床专科 38 个,医技科室 16 个。M 医院技术力量雄厚,拥有 3.0T 核磁共振、128 排螺旋 CT、数字化乳腺 X 光机、医用直线加速器、DSA、心超、四维彩超及电子系列内窥镜、全自动生化流水线等先进诊疗设备。年门急诊量达 85 万人次,出院病人 5 万余人次,手术 1 万多台次。

M医院信息化建设高度智能化,建有 HIS、LIS、PACS、PASS、OA 等多个系统。"互联网+医院智能医护管理平台"实现了信息技术与医疗的深度融合,率先实现全国首家医生移动视频医疗,通过该平台患者与护士、患者与医生、患者与家属之间得到高效沟通;网络医院让城区慢性病患者享受足不出户、免费诊疗、送药上门等服务;与中国农业银行共建"银医通"自助项目,全方面方便病人挂号、缴费、信息查询等服务;门诊就诊一患一诊室,使用叫号系统,保护了患者的私密;门诊药房发药自动化,缩短病人等候时间;现代化的静脉配置中心,让护理人员有更多的时间为病人服务;耗材管理系统实现医疗器械管理科学、支出透明;楼宇自控、安防监控、消防联动、门禁一卡通,实现了后勤管理自动化;成立客服中心,提供陪检送检、配送服务等一系列便民服务。

M医院的主要科室设置如下图:

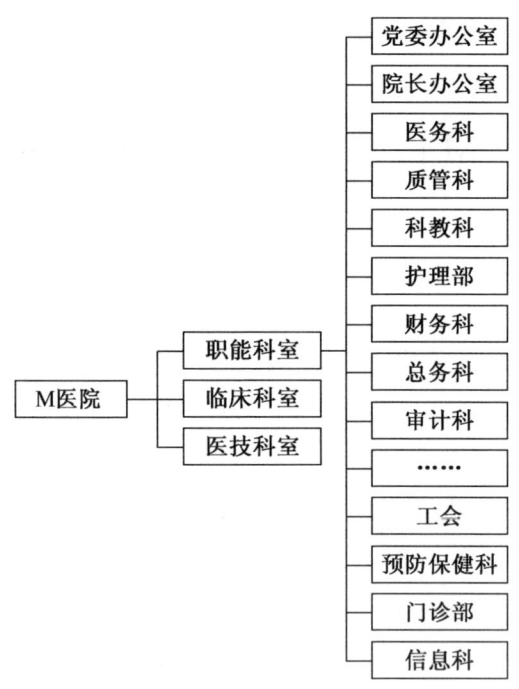

图 3-1　M医院机构设置

二、M 医院成本核算现状

(一) 成本核算组织体系

根据新制度的要求,结合自身情况,参考《江苏省医院成本核算与管理规范》的细则,M 医院形成了一套适应其自身发展的成本核算组织体系。

M 医院成本核算采用院长负责制,院长对整个成本核算工作的质量负责,同时由院长指定另外的分管院长负责各自责任范围内的成本核算工作。财务科是医院成本核算的主要部门,在总会计师的领导下开展相应活动。总体上,以财务科作为成本核算的主管部门,其他相关部门辅助协调,共同进行成本核算。

M 医院应用集中核算。财务科作为成本核算工作的主导部门,所有与成本核算相关的工作均由财务科带头,集中处理,内设相应的成本会计岗位。财务科主要承担的任务有:成本预测、数据汇总、成本核算以及后续考核等,编制医院各月、季、年度的成本报表,经过财务科室负责人审核后,交到上级领导处审核。其他相关科室负责原始记录和相应凭证的登记与汇总工作,并对原始凭证和记录进行初步审核,将其提供给财务科复核,作为成本核算的原始资料。

M 医院采用的是成本核算与会计核算共同作业、数据共享的工作形式。在财务科设置了一名专门负责全院成本核算并生成各类成本报表的成本核算员。在其他业务或职能部门设置兼职成本核算人员,由他们统计基础的成本数据,比如人员参数、面积参数的统计,床日、诊次记录的登记和报送等。

院长对医院成本核算具有最高指挥权,在正确的办院方向上带领全院顺应经济形势的发展,确保核算资料的真实性、核算方法的合理性、人员安排的合规性等基础工作的顺利进行。在院长的领导下,分管院长和其他职能人员权责明确,合理分配自己的工作,责任到岗到人,建立奖惩制度。

(二) 费用与成本构成

根据《江苏省医院成本核算与管理规范》,结合自身情况,依据医院费用发生的经济性质,M 医院将主要费用要素划分如下:

表 3-1 M 医院费用要素

名称	内容
工资和津贴	在编人员：1. 基本工资；2. 津贴工资
绩效工资	在编人员奖金、加班费等
社会保障费	1. 在职人员各类保险费用；2. 离退休人员费用
其他人员工资	非在编人员：各类费用
办公费	涉及的各类办公费用
业务费	医院水电煤气、车辆及财务费用
药品费	各项药品耗费
一般卫生材料	不收费的卫生材料耗用
专属卫生材料	可收费的卫生材料耗用
其他材料	除卫生材料外的各类材料消耗
低值易耗品	低值易耗品耗用，包括医用类和行政类
折旧费	按新制度规定提取的各项折旧
无形资产摊销	分期摊销费用
医疗赔偿支出	医疗纠纷赔偿（超医疗风险基金部分）
修缮费	设备、房屋等维修费用
其他费用	其他各项支出（应列入，但未在上述要素中反映的）

M 医院的成本项目是根据新制度设置的，如下表所示：

表 3-2 M 医院成本构成

一、	医疗业务成本
	1. 人员经费
	2. 药品费
	3. 卫生材料费
	4. 固定资产折旧费
	5. 无形资产摊销费
	6. 提取医疗风险基金
	7. 其他费用

续表 3-2

二、	财政项目补助支出
三、	科教项目支出
四、	管理费用
五、	其他支出

（三）成本核算对象及方法

M 医院成本核算对象是根据新制度以及《江苏省医院成本核算与管理规范》划分的。M 医院成本核算单元的划分就是在科室成本对象的基础上进行细化，将科室细分为各个小的核算单元。为了更好地规范成本核算，执行新《医院财务制度》、新《医院会计制度》有关成本核算的规定，医院进一步明确了成本核算单元的概念。成本核算单元指的是医院根据责任中心负责制的原则，划分的能够根据其特定的经济责任和行政机构反映单位内部的管理责任履行情况的内部单位，并且是相对独立的单位。凡是能够划分管理范围，明确经济责任，能够准确计算个人绩效的单位，无论规模大小、业务量的多少，都可以作为一个独立的成本核算单元。

M 医院根据《江苏省医院成本核算与管理规范》，确定了四个成本核算对象：科室成本核算、医疗项目成本核算、病种成本核算以及床日、诊次成本核算。医院主要侧重于科室成本核算，科室成本分摊较为合理，核算数据也较为准确。同时，根据相关规范以及自身业务需要，也在进行项目成本核算以及相关病种成本核算，试图进一步细化医院的成本核算，以便提高成本核算能力，进而促进医院的成本管理水平。

1. 科室成本核算

医院的科室成本核算就是对各个科室所耗费的资源进行合理测算。科室核算是以医院内部的考核科室为责任成本单位，进行记录、统计、计算、分析、对比、控制，找出科室经济管理中的薄弱环节，降低成本、挖掘潜力、改善管理的重要经济活动，是医院全体实施职工理财并参与管理的具体形式。

按照新制度的要求，M 医院将科室划分为四种类型。第一类是临床服务类科室，它一般直接给予患者所需服务，是医院的重要部门，当然，临床类科室一般需要其他科室的协助；第二类是医疗技术类科室，例如检验科、病理科、放射科等;第三类是医疗辅助类科室,这些科室并不会直接给医院带来收益,但是在运营中必不可少,医院正常运营离不开这些部门支持、维护,比如说门诊收费处;最后一类是行政后勤类,除了以上的三类,凡是不能划分进上述几类的,都属于行政后勤类科室。

科室成本核算与其他的成本核算方法一致,除了一部分可以直接归集的成本作为直接成本,还要对于另一部分间接费用进行核算统计。整个科室,也就是一个单独的核算单元,必定有其直接成本和间接费用。除了行政类科室,其他三类科室成本都需要进行一定的再归集。从行政后勤类开始,除了临床类科室,其他每一类型的科室都是为上述几类科室服务的,其成本需要分摊到上述类型的科室中去。不考虑其他科室成本的分摊,会产生一定的失误,导致成本数据不全面、不完整,低估消耗。

按照新制度规定,M医院各类科室成本本着相关性、成本效益关系及重要性等原则,按照分项逐级分步结转的方法进行分摊,最终将所有成本转移到临床服务类科室。

先将行政后勤类科室的管理费用向临床服务类、医疗技术类和医疗辅助类科室分摊,分摊参数可采用人员比例、内部服务量、工作量等。再将医疗辅助类科室成本向临床服务类和医疗技术类科室分摊,分摊参数可采用人员比例、内部服务量、工作量等。最后将医疗技术类科室成本向临床服务类科室分摊,分摊参数可采用工作量、业务收入、其他收入、占用资产、面积等,分摊后形成门诊、住院临床服务类科室的成本。

科室成本=科室直接成本+科室间接成本

即行政管理类科室的成本等于直接计入本科室的直接成本和计入的公摊成本;医疗辅助类科室的成本等于本科室的直接成本与行政管理科室分摊的间接成本之和;医疗技术类科室的成本等于本科室的直接成本与行政管理科室、医疗辅助科室分摊的间接成本之和;直接医疗类科室的成本等于本科室的直接成本与行政管理科室、医疗辅助科室、医疗技术科室分摊的间接成本之和。

2. 医疗项目成本核算

医疗项目也是M医院的一个成本核算对象。医疗项目成本核算是以医疗收费项目为核算对象,在科室成本计算的基础上将科室成本进一步分摊到各医疗服务项目中,计算出各医疗服务项目成本的过程。它依附于科室成本核算。对于 M 医院来说,医疗项目成本核算还存在一定的困难,需要进一步探究。现阶段,M 医院主要是以各个医疗项目在科室中所占的收入比例,对科室的总成本进行分摊的,把一个科室内包含的各类项目都分别统计,把科室中消耗的所有资源,都让提供服务的这些医疗项目承担。

这个过程是相对于其间接费用来说的,因为一部分医疗项目有一些固定的药材的损耗,而这些资源可以单独统计,作为直接成本直接计入其损耗。而在科室总成本分配时,也要将这一部分损耗减除,以免重复分配。

某医疗项目应分摊的成本=科室成本合计/科室收入合计×该医疗项目收入

3. 病种成本核算

病种成本核算是以病种为核算对象,按一定流程和方法归集相关费用计算病种成本的过程。核算办法是将为治疗某一病种所耗费的医疗项目成本、药品成本及单独收费材料成本进行叠加。现阶段,DRGs 医保支付制度改革紧锣密鼓,病种收付费制度改革先行先试,新医改倒逼医院绩效管理变革,病种成本核算成为推动精细化运营绩效管理的必然选择。而病种成本核算数据的准确性,离不开医疗项目成本核算数据的准确性、可靠性。

某病种成本=(该病种医疗项目成本总和+药品成本总和)/该病种病例数

4. 诊次和床日成本核算

诊次和床日成本核算是以诊次、床日为核算对象,将科室成本进一步分摊到门急诊人次、住院床日中,计算出诊次成本、床日成本。它们只是服务的科室类型不同,前者是一些门诊类科室,而后者涉及到床日,主要依赖住院类科室的数据。

某门诊科室诊次成本=某门诊科室成本总额/该科室门急诊人次

某住院科室床日成本=某住院科室成本总额/该科室住院床日

(四) 成本分析与控制

M 医院在成本核算的基础上开展成本分析,通过对比分析各期和各类成本数据存在的趋势和规律。通过成本分析可以帮助医院领导了解医院的工作效率和成本构成情况,有利于及时掌握医院的运行现状。成本核算报表作为成本分析的数据来源,还可以通过其细化成本核算的过程,形成各类明细分析表,分析数据归集的途径是否规范,分摊的路径是否合理,核算的结果是否准确。成本分析形成分析报告,在规定的时间需要上报上级部门。医院在成本核算的过程中应制定成本控制措施,控制医院的成本消耗。

三、M医院医疗项目成本核算存在的问题及原因分析

(一)医疗项目成本核算存在的问题

M医院按照新制度规定,遵循《江苏省医院成本核算与管理规范》,制定出了一套适合本医院的成本核算体系,核算对象比较完善,要素也比较全面,但是,其成本核算,特别是医疗项目成本核算还存在一些问题亟待改善。

1. 成本核算不够全面彻底

按照《医院财务制度》相关规定,各类科室成本核算应本着相关性和成本受益的原则,要将所有的医疗成本最终都转移到临床服务类科室。而M医院在进行成本核算时,只对现有设置科目的内容进行核算,不再新增其他科目,这样会漏掉新增业务的成本,造成核算不全面。同时,受核算资料采集粗犷、传输不到位等因素的影响,科室成本归集存在一定主观性和片面性,不能依实际运营进行合理归集,容易遗漏相关成本数据,导致成本核算不全面,无法为医疗项目成本核算提供真实的数据基础。

2. 成本分摊不够合理

M医院在进行成本核算时,按照科室的职能划分成临床、医技、医辅和行政后勤四类进行核算。临床和医技类科室是直接产出科室,即直接向病人提供医疗服务;医辅和行政后勤类是支持辅助科室,核算时将其成本作为间接费用分摊入前两种直接成本科室。但是在实际操作时,不管费用与受益对象的动因关系如何,一般分摊时只选定一种统一动因变量(通常是人数或工作量)来计算分摊系数,分配方法过于简单。

同时,在医疗项目成本核算上,除了直接成本那一块直接计入相关医疗项目,科室间接费用分配不够细致,仅仅用各项医疗项目收入占比作为成本的分配比例,并不能合理、有效地反映各项医疗项目的成本。这种核算方式较为粗糙,得到的数据也不合理、可靠,不能提供有用的成本数据,致使大量医疗项目的成本数据缺乏准确性,对于后续成本分析以及相关的单病种成本核算也带来了一定的偏差和影响。

3. 成本计算方法不够合理

成本计算作为成本核算的重要环节，成本计算公式的准确性直接影响到成本计算结果的准确性，进而影响后期的成本分析工作。因此，医院必须严格设定成本计算公式。通过调研了解到，M医院成本对象的成本计算公式存在如下不合理的地方：

在进行M医院医疗服务项目成本核算时，医疗项目的计算公式过于简单，仅仅按项目收入作为分摊的依据，将科室成本分摊到医疗项目中。新制度中明确规定病种成本的核算办法是将为治疗某一病种所耗费的医疗项目成本、单独收费材料成本和药品成本进行叠加，因此可以得出，医疗项目成本中不包含单独收费材料成本和药品成本，所以M医院在计算医疗项目成本时应将科室成本中的单独收费材料和药品的成本剔除。但是在计算公式中，并没有表明科室的类别，也没有指出科室成本是否包含单独收费材料和药品的成本，该公式计算出的项目成本可能并不准确。

同时，M医院的病种成本计算公式也不符合相关制度的规定。新制度规定病种成本等于某一病种所耗费的医疗项目成本、药品费及单独收费材料成本三者之和，而M医院的病种成本计算公式并不包括单独收费的材料成本。因此M医院的病种成本计算公式计算出的成本并不准确，可能没有政策参考价值。

（二）医疗项目成本核算问题的成因分析

1. 缺乏相对专业的成本核算人才

M医院的核算主体是财务科，在财务科下又设置了专门负责成本核算工作的核算专员，此外，医院在各个成本核算单元又各设置了另外的成本核算人员，这些人员主要是兼职人员，他们主要负责统计其所在核算单元的各类数据，并整理后上报，同时，还要对各核算单元的成本数据进行分析。但是在调查中发现，这些部门的核算人员大多缺乏成本核算知识，对于成本核算的内容、方法等并不清楚，大多只能做到从系统中导出相关数据或进行简单的数据统计。另外，财务科下只有一名专员负责成本核算工作。医院的成本核算人才严重缺失，成本核算专职人员较少，财务人员的业务水平也不够达标，对于后续成本数据的分析、考核等都有一定的影响。

2. 后勤服务管理存在一定的缺陷

M 医院未在各科室安装单独的水电表,也未在供应室、食堂等用量较大的部门为其单独安装水电表,对于水、电、气用量统计数据的缺失,使得对该项公共成本的分摊难以得到准确结果。而对于内部服务量,如供应室、洗衣房、氧气组、总务班组为各科室提供的服务,医院仅有一个总计的数据,却并未统计对每个具体核算单元的服务量,这使得部分费用的分摊系数难以合理界定,从而导致难以保障核算结果的精准性。

对于物资耗用情况的统计,M 医院使用的是一级库房管理模式,即医院系统会在药品物资等被科室领用的时候进行记录,但却不会记录其实际使用时间,无法掌控其具体消耗情况,科室领取形成的库存无人管理,导致管理出现真空地带。因此目前只有门诊部门的药品消耗是实际消耗量,其他部门的药品物资消耗量其实是科室领用量,以领用量来确认成本。这种管理方法不但对库存控制和成本控制有着不利影响,也无法在成本核算过程中体现收支配比原则。

3. 缺乏较为科学的成本核算方法

M 医院在核算科室成本时,需要按不同的分配系数将科室成本按级次依次逐项分配到科室成本中。目前,分配系数主要按照工作量、业务收入、面积等方法来分配,但是以这些分配系数分配科室成本或多或少存在一定的弊端,造成归集的成本信息不够准确。比如将医院的水电费分配到下设科室中,使用的成本分摊方式为各科室均摊此部分成本,而实际中各科室使用的水电量不同,行政类科室使用的就较少,而医疗设备多的科室使用量巨大。比如血液透析中心拥有多台透析机和水处理系统,这些设备耗电量多,用水量大,均摊导致其分摊成本偏少,有关成本信息的准确性受到质疑,没有很强的指导意义。一方面对后面的医疗服务项目成本信息准确性造成一定的影响,另一方面由于成本信息不真实在医院决策层面上形成恶性循环。

医院目前运用的成本核算方法,是一种粗放型的成本核算方法,难以真实而准确地反映项目成本构成和收益情况。缺乏统一、科学的成本核算方法,不仅不利于成本管理,还会严重制约与此密切相关的医院全面预算管理、项目化管理,使医院难以在日益变化的经营环境中建立并维持持续的竞争优势地位。

4. 成本信息不够完善,成本核算自动化程度一般

由于医疗服务项目种类繁多,专业性较强,其成本核算涉及大量的数据资料,这些数据在记录与整理时会因途径烦琐、来路不明、去路不明等难以确定具体应该计入哪个科室。此外,M医院成本核算过程繁多,仅靠科室相关负责人员和医院财务科人员仍然不能获得成本核算的全面数据,没有相关人士的指导和修正,很多信息的核算是财务人员根据历年数据评估得来,这样容易造成信息的不真实、不完善。同时,由于M医院的物资材料管理、设备管理等成本信息之间不能关联互动,信息不能共享互换,导致其财务信息使用效益低下。在信息化的建设中,成本核算软件还未在医院全面普及,医院优先考虑病人就医需求以及是否引进新的设备和治疗技术,而对成本核算软件关注甚少,这样造成有限的财务系统不能满足复杂多变的医疗服务,获得的成本数据也就不够全面和准确。

四、时间驱动作业成本法的成本核算框架构建

通过上述分析,可以看出改革M医院医疗服务成本核算势在必行。结合前面理论分析,本书试图引进时间驱动作业成本法,进一步完善M医院医疗项目成本核算,进而更好地促进医院成本管理。首先,对于该方法在医疗服务项目成本核算中的可行性以及适用性进行分析研究。

(一)引入时间驱动作业成本法的适用性和可行性分析

1. 时间驱动作业成本法能够适应灵活的医疗项目

医院的医疗项目种类不一,数量繁多,对于不同的病人、病症,也是各不相同的。新医改以来,医疗服务项目日益增多,传统的作业成本法本身难以应付这样多变的情况,实施成本高,为了应对这些项目的增减,需要付出极大的精力,耗时耗力。但是时间驱动作业成本法不同,它本身就是一个可变的公式,适用于繁杂的情况,当医疗项目改变时,只需将原有的计算公式进行调整,增减其构成,就能迅速反应,适应其灵活的变化。相比传统的成本核算方法,又比较合理、准确,对间接费用分配更注重实际耗费,因此,这种方法优于传统的按收入比例进行分配的方法,也优于繁复的传统作业成本法,能够更好发挥作用,更为适合灵活多变的、较为复杂的医疗项目环境。

2. 时间驱动作业成本法对间接成本的分配更合理

传统成本法简单、易行，也容易理解，但是在间接成本分配上，存在着许多不合理的地方，单纯用收入进行配比，不能反映各类医疗项目实际耗用的情况，也不能进行后续的医疗服务分析、对比。而传统的作业成本法，按作业进行划分，合理有效，但是应用成本过大，对于医院来说，违背其成本效益原则，因此，即使能对间接成本合理分配，也并不是良方，反而可能造成不必要的成本耗费，为成本核算工作造成困扰。经过改进的估时法，以时间作为分配属性，因为医疗项目间接费用在整个成本中占比相当大，符合配比的原则，能够更好地将成本进行进一步分配，达到合理的目的，这对于间接成本的分配做了更有效的改进，核算出的成本进而科学、可靠，能够拿来作为成本分析以及后续考核评估的依据。

3. 时间驱动作业成本法更能适应外部环境的变化

现在医改的大环境下，医疗项目也在不断地改革，外部复杂的环境对于医疗项目成本核算影响非常大。前面说过，时间驱动作业成本法对于灵活性有很好的解决办法，尽管项目众多，还是能很好适应，对于这种多变、纷繁的外部环境，作业成本法的成本相对来说太高，使用不切实际，但是改进的方法却能适应这种日新月异的变化。对于医院来说，应用时间驱动作业成本法也是非常有用的，能够跟得上新发展、新形势、新变化，更好地完成其成本核算工作，更有效地进行相应成本分析、成本管理。

4. 时间驱动作业成本法可以满足医院成本控制和管理的需求

对于医院来说，成本核算只是基础，整个成本管理过程中，对于成本核算数据的分析以及成本的后续控制或许更为重要。选择一个更为合理、有效的核算方式，首先能够提供较为准确的核算数据，因为一旦核算数据有误，那么后续的成本分析就是无效的，更不用提控制手段。通过引入新的作业成本方式，一方面能够保证数据的有效性，另一方面，提供闲置产能相关数据，为医院后续的成本分析提供更加有效、有信服力的数据，让医院在成本控制过程中，更有针对性，更能体现成本效益，从而促使整个医院的成本管理更有效率，满足其需求。

5. 医院拥有功能强大的数据管理系统提供支持

TDABC需要强大的数据系统的支持，相应的，M医院具备这种硬件条件。各种数据处理系统、OA 办公系统协调共生,为医院的成本核算提供了极大的帮助;通过计算机、大数据系统,提供的数据更加准确、全面,能够记录各方面、各环节的数据,医院的财务部门、统计部门、信息部门都可以在这些系统上找到自己需要的数据,进行及时的沟通;在信息化平台上,不仅有相关的会计处理系统、信息系统,还有物料系统等,各种数据为医院成本核算提供了良好的基础,也为新方法的应用提供了可行性。此外,时间驱动作业成本法的应用成本较低,需要的时间数据也可以比较方便地收集到,这些都为其应用提供了便利性,使其能够应用于医疗服务上,满足其核算要求。

(二) 时间驱动作业成本法的医疗项目成本核算运用原则

时间驱动作业成本法在 M 医院医疗项目成本核算中运用的原则应遵循合法性、可靠性、相关性、权责发生制、成本效益、易操作性、一致性、重要性等原则,并应着重理解以下几个原则。

1. 相关性原则

医疗项目的成本费用是因为使用医院资源而产生的,核算时也应按照实际发生在医疗卫生上的资源数为基础进行分摊。在时间驱动作业成本法实施之初,资源的确认和计量应遵循相关性原则,"凡不属于医院成本核算范围的其他核算主体及其经济活动所发生的支出和为购置和建造固定资产、购入无形资产和其他资产的资本性支出一般不应计入资源范围"。

2. 成本效益原则

若执行某一工作带来的收益大于执行该工作所花费的成本,则该项工作可行,反之则不可行。时间驱动作业成本法包含了许多数据处理的环节,尤其是原始数据的采集、处理等工作,这要求流程设计时不但要考虑实施时间驱动作业成本法获得的成本准确性所带来的经济效益和成本控制上的收益,同时更要考虑实施该方法时所花费的成本。

3. 易操作性原则

所谓易操作就是方便、实用、易于实施。时间驱动作业成本法虽然具有可操作性强的优势,但是对医院来说,作为一种崭新的成本计算方法实施起来仍会有一定的难度,因此在操作流程设计时,也要重点考虑信息资料收集的明确性、计算步骤的明晰性等。

4. 一致性原则

一致性原则要求在进行成本计算中,其计算方法和具体的会计处理程序与方法在前后期间应保持一致,没有特殊情况不可随意变更。这样是为了保证各期成本信息数据的可比性,使各期的成本数据信息有统一的口径,提高成本信息的使用价值。

(三) 时间驱动作业成本法的医疗项目成本核算流程

M医院进行医疗项目成本核算是对日常开展医疗服务的物化转移,是医院制定医疗项目价格的数据支撑。围绕某一医疗服务项目开展项目成本核算是对所提供服务中的所有成本进行审核、记录、汇集和分配的过程,医疗项目成本核算对象主要针对医院设置的临床服务类、医疗技术类科室所开展的项目,所以形成整个医院医疗项目成本核算体系要先从科室成本开始,再到科室内开展的项目。

1. 确定核算科室、核算项目

医疗项目成本核算和病种成本核算是建立在科室成本核算的基础上,因此科室成本核算处于基础核心地位。科室成本基础数据的准确性会直接影响后续成本数据核算的准确性。根据医院业务性质和管理要求设置,科室成本核算一般设置临床服务类、医技科室类、医疗辅助类和行政后勤管理四大成本核算单元。在确定核算单元时,科研教学科室、药剂类科室、服务类科室不进行项目成本核算,主要原因是这类科室都不提供医疗服务项目,属于与医疗服务无关的科室。

2. 确认和计量耗用的资源

医院要开展正常的经营活动必须拥有一定的经济资源,如人员、材料、场地、设备等。资源的确认和归集同样是整个核算流程中的一项基础性工作,因为每一步分摊的数据均从其中转化而来。资源成本信息的来源是医院的分类账,是医院实际耗用的数据而非预算数据。

对于开展医疗项目成本核算的临床服务、医技类科室,各科室总成本应包括直接计入和公摊分摊到的直接成本以及间接成本的总和,并且作为该科室开展医疗服务项目的总成本。

3. 分析流程、确定作业

同为顾客提供产品的制造企业类似,医院的顾客是病患,提供的产品是无形的医疗服务。制造业通常按照生产流程划分作业，医院也可以按照就医流程来划分作业。但是医疗服务项目之间并不是孤立而毫无联系，也不是患者能够随心所欲决定的。正相反，患者接受哪些检查、护理和治疗，这些服务之间的先后顺序如何安排，都要视其具体病情和个体状态而定，无疑为作业划分带来困难。所幸医疗机构专业分工明确，科室划分与专业极度匹配，各科室的服务项目和服务对象相对稳定。

对医院而言，作业是描述医疗服务过程成本流动的关键因素，是医院经营过程中为取得某种结果而执行的某个或一系列任务，它们既相互联系，又各自独立，构成医疗、服务程序的各个环节，可作为医院划分控制和管理的单元，是连接资源成本和最终服务的桥梁。

在作业划分时应该注意以下几点：

(1) 重视关键作业。作业消耗资源的多少及其在整个作业链重点地位决定了作业的重要程度。

(2) 根据时间上的连续性确定作业。

(3) 适度精细。作业划分越精细，方法的计量就越准确，但是也会增加财务人员的工作量，增加执行成本。

(4) 进行必要的整合。合理的整合使成本的分配和计算更加简便，同时要注意只有执行人员相同的作业才能进行整合。

4. 计算单位时间产能成本

为确定单位时间产能成本，首先应确定作业中心的有效产能。通常以理论生产能力的百分比来估计，最简单的方法是凭管理人员的经验去估测。考虑到机器因维修、调整、保养等原因停工，员工同样也需要休息、交流和培训，通常将百分比设置在80%或85%。对于这一点做到近似准确即可，如果对有效产能的估计偏差过大，随着时间的推移，时间驱动作业成本法在实施的过程中将会揭示这一偏差。

由于时间驱动作业成本法用到理论产能和有效产能的概念，对有效产能的估计带有一定的主观性，虽然不用对其精确性作过分要求，但也应切合实际情况。医院在运用时，管理层可以根据各季度的具体情况，采用不同的产能百分比，对于不同科室也按照业务的繁忙程度来分别确定，以使数据更加切合实际。最后单位产能成本是由相关间接费用除以有效产能计算得出的结果。

5. 估计单位作业产能消耗

为了避免频繁的员工访谈而遭到抱怨同时也防止因为员工撒谎而影响核算的准确性,最好的方法是通过有经验的管理人员估计,或者现场观察等方式获得这一数据。值得注意的是,在这一环节,时间方程的使用。医院是个复杂的体系,其提供医疗服务时也是因人而异,视情况而定,例如医护人员的等级、就诊者的病情严重程度的不同都会影响到作业耗费的时间。时间驱动作业成本法通过时间方程来描述其复杂性,但也应注意到医院是一个动态运行的组织,各项指标也在不断地变化之中,例如医护人员技术水平提高,设备更新等。所以关注并及时更新模型,使时间方程反映作业的具体情况是十分必要的。

6. 计算成本动因率

成本动因率的计算非常简单,在确定单位产能成本和单位作业耗时后,将两者相乘即可。成本动因率反映的是医疗服务项目单位间接成本的多少,再加上作业消耗的直接成本才是医疗服务项目的单位成本。成本动因率一旦确定,即可在作业发生时将作业成本计入成本对象。

7. 核算医疗项目的最终成本

获得了单位时间成本还需要获取一个量就是成本动因量,通常可在医院的统计数据或者核算中获得。成本动因量就是医疗项目消耗作业的数量,将它们与相应的作业成本动因率相乘,再与直接费用合并最终得出医疗项目成本。管理人员可以利用这些信息实施医疗成本管理和作业优化。

8. 闲置生产能力管理

资源经常处于闲置到满负荷运转的范围之中,如果所有资源都能满负荷运转,则医院可以获得最大的经济利益。可是由于各种主观和客观的原因,不可能所有的资源都处于满负荷运转状态,这样就产生了闲置生产能力,或称为剩余生产能力。

任何一个企业几乎都存在一定的闲置生产能力。闲置生产能力并不是越少越好,比如需要一定的产能储备来应对突发情况以保证生产的稳定性,但是当产能超过企业实际需求的储备量时又会造成浪费。所以企业最好能在中间找到一个最佳平衡点,以充分利用闲置产能的同时最大限度地杜绝浪费。

对于闲置生产能力成本的分配和处理通常有以下三类做法：

（1）直接分配到医疗项目成本上。这种做法的实质是没有考虑闲置产能。将闲置生产能力所承担的成本直接计入医疗服务成本中去,尤其当医院有效产能利用率较低时,使患者承担的服务成本高于其实际耗用的医疗资源费用是不合理的；其次,将闲置生产能力所承担的成本直接计入医疗服务成本中,医院就难以认清闲置产能存在的具体情况,从而无从知晓闲置产能带来的损失,这对医院在提高服务质量和优化成本管理方面是不利的。

（2）计入管理费用。将闲置生产能力所承担的成本计入管理费用。管理费用是指组织和管理医院日常经营活动而发生的各项费用,闲置产能成本显然并不属于这个范畴；再者将闲置产能成本混入管理费用中,很可能就会被淹没在管理费用较为繁杂的项目里,根本不会引起管理者注意。

（3）计入营业外支出。将闲置生产能力所承担的成本计入营业外支出。营业外支出是医院非日常经营活动发生的费用支出,由于带有偶然性和不可预见性,所以医院无法对营业外支出进行管理,闲置生产能力虽然是偶然发生的却是可以通过努力降低的。对于医院来说,如果内部控制完善、管理到位,大多数闲置产能成本是可以控制和避免的。

综上所述,关于分配和处理闲置产能成本的三种做法都有不妥之处。那么闲置生产能力和其承担的成本到底应该怎样分配,卡普兰(2004)认为应当把它分配给一条生产线、一个部门或一个管理人员；张作伟、万欣君(2004)则建议将"闲置生产能力成本"作为期间项目在预算时单独列示核算；邱妘(2004)认为应将闲置产能单独列示,并将它们分配到合理的成本接受者。

结合医院的特点,本书认为可以单独设立成本类账户"闲置产能成本",等到会计期末作为期间费用从收入中扣除。这样做的好处是,一方面可以准确计量一定会计期间内闲置产能成本,同时又能引起管理部门对产能利用率的重视,想方设法降低资源浪费；另一方面,将这部分成本单独核算,便于医院方对其进行管理,制定管理策略为决策提供支持。

五、时间驱动作业成本法在 M 医院医疗项目成本核算上的应用

通过上述基于时间驱动作业成本法的 M 医院医疗项目成本核算框架的设计,时间驱动作业成本法可以用于医院的医疗服务项目成本核算之中,接下来本书将选择 M 医院一个独立核算单元作为目标科室,将时间驱动作业成本法应用于该科室的项目成本核算上。

(一) 目标科室的选择——CT 科

医疗辅助类科室和后勤类科室在医院业务中,不直接提供医疗服务,也就不需要进行项目核算,可以首先排除这两类科室。因此,选择临床类科室或者医技类科室。除此之外,在进行科室选择时,还要考虑以下几点:

1. 科室地位

地位较高的科室对于医院的贡献较大,收入占比也会更高,研究这类科室,比较具有研究价值,同时,也能为其他科室提供一定的借鉴意义,打好基础。

2. 成本数据准确

成本核算要以准确的数据作为基础,如果无法收集正确无误的数据,也就无法正确进行成本核算,那么,不论应用何种方法,成本核算都是无意义的,由此,必须选择可以提供完整、可靠细节的科室。

3. 工作流程简单

复杂流程的科室,在进行成本核算时,要考虑的因素较多,核算比较复杂,结果很可能有误,因为能力有限,对医院的业务流程无法完备掌握,要尽量寻找业务流程相对简单,并且不怎么变动的科室。

4. 约束性成本占比大

约束性成本,是医院无法改变、必须承担的一部分耗费,它与业务量等无关,越大占比,产能作为驱动因素越可靠,应用的有效性、适用性越能凸显。

综上,通过这几种因素综合考虑,选择 M 医院中的 CT 科室作为核算单元展开相关研究。

M 医院的 CT 科属于影像科,影像科目前由普放、CT、MR 学组组成,每个学组都是一个独立的核算单元,各学组形成了较强的特色和优势,对各

专业常见病、多发病能迅速作出诊断,并进行治疗,为专业可持续性发展提供机会。在这里选择 CT 科这个核算单元进行核算。

M 医院的 CT 科室拥有大型影像诊疗设备数台,其中包括目前先进的 iCT、3T 超高场磁共振、全数字乳腺 X 线机等,还拥有一台西门子 128 层螺旋 CT。现有在职医技人员 11 名,其中高级职称人员 2 名,中级职称人员 3 名,初级职称人员 6 名。

(二) 科室总成本及其构成

首先进行科室成本的归集,M 医院的科室核算已经较为成熟,科室的费用项目主要包括以下几项:

1. 工资薪酬

统计 CT 室医务人员的工资、奖金、社保等,包括科室内的全体员工。其中,由于没有一项检查项目涉及单人负责,没有属于任何一项医疗项目的直接成本,全部成本要按照相应的比例进行分配。

2. 卫生材料费

该项目统计该科室消耗的各类卫生材料,除了增强扫描中,明确指出的每一例耗材 50 元一次,直接计入增强 CT 的直接成本,其他耗费并没有相应的指示和归集,不直接计入相关项目成本,而是作为间接费用进行分配。

3. 水电费

CT 室大型器材较多,耗用了较大的水电费部分。

4. 物业管理费

5. 固定资产折旧

包括科室内各类仪器、设备的折旧费用,因为项目间互相使用,不互相占用,依然按照间接费用计入相应的项目中。

本书主要收集了 CT 室 2018 年 1 月份的数据进行整理分析。

CT 科室的直接成本如下表所示,主要包括了科室直接耗用的各项资源,包含上述几类成本类型。

表 3-3 CT 室直接成本

资源类别	各项成本	资源类别	各项成本
工资薪酬	48 742	物业管理费	1 691
卫生材料费	152 851	固定资产折旧	198 590
水电费	17 000	其他费用	765
		合计	419 639

CT 室总成本还包括行政管理类科室以及医疗辅助类科室分摊来的各项成本,与直接成本一起构成了其全部成本,如下表所示。

表 3-4 CT 室总成本

资源类别	成本(元)	资源类别	成本(元)
直接成本	419 639	医疗辅助类科室分摊	8 560
管理类科室分摊	10 620	合计	438 819

其中直接成本中的卫生材料费可以先进行部分归集,将医疗项目的直接成本先行计算分配。

表 3-5 直接成本归集

项目	单位耗材(元)	例数	合计(元)
增强扫描	50	565	28 250

(三)确定作业中心及成本对象

根据 CT 科室服务项目,将成本核算的对象定为头部平扫、颈部平扫、胸部平扫、心脏平扫、上腹部平扫、下腹部平扫、椎体平扫、关节平扫、其他平扫以及增强扫描。

通过现场观察,以及向科室的专家进行咨询,CT 室的流程主要由下面四个部分组成:一是窗口登记,二是后续的叫号,三是检查环节,最后是相应的报告。通过相应的简化,主要有以下几个重要环节:辅助、检查和报告。其中,辅助作业的环节几乎全是由计算机完成,不需要相应的人工耗费,因此可将这一作业的成本耗费记为零。而一般来说,报告作业与检查作业密不可分,当检查作业完成后,随机进行相应的报告处理,两个作业也可简化,所以,在整个的业务流程中,除了直接成本的计入,间接成本都可视由检查作业消耗,这也简化了相应的计算流程。其消耗的成本,扣除增强扫描的直接成本 28 250 元后,可以计算得出为 438 819－28 250＝410 569 元。

(四) 确定产能成本率和成本动因率

CT 科共有 11 名工作人员,通过问询,发现每名工作人员每天的平均工作时间为 8 小时,同时,作为医务人员,有一定的加班任务,每月平均工作时间为 22 天,因此,该 CT 科室每月的理论产能能够得到,为 $11 \times 8 \times 22 = 1\,936$ 小时,即为 $1\,936 \times 60 = 116\,160$ 分钟。

因为辅助作业假定不消耗资源,对于其有效产能率不作研究,对于后续的检查作业,根据管理人员的经验估计有效产能,取理论产能的 85% 为有效产能(Robert S. Kaplan、Steven R. Anderson,2004),这样可以得出 CT 科室的有效产能为 $116\,160 \times 85\% = 98\,736$ 分钟。

单位产能成本为 $410\,569 \div 98\,736 = 4.16$ 元/分钟。

经过询问科室工作人员,向相关专家咨询以及现场观察,收集到相关医疗项目消耗的平均时间如下表:

表 3-6 医疗项目单位耗时

医疗项目类别	单位耗时(分钟)	医疗项目类别	单位耗时(分钟)
头部平扫	20	下腹部平扫	15
颈部平扫	15	椎体平扫	20
胸部平扫	15	关节平扫	20
心脏平扫	30	其他平扫	15
上腹部平扫	15	增强扫描	40

该月 CT 科室各类医疗服务项目检查的例数如下:

表 3-7 各类项目检查例数

医疗项目类别	检查次数	医疗项目类别	检查次数
头部平扫	550	上腹部平扫	111
颈部平扫	300	下腹部平扫	125
胸部平扫	320	椎体平扫	485
心脏平扫	254	关节平扫	234

续表 3-7

医疗项目类别	检查次数	医疗项目类别	检查次数
其他平扫	985	增强扫描	565
		合计	3 929

根据上述计算出的产能成本率,以及各医疗项目的单位耗时,可以计算出各项目的成本动因率,如下表所示:

表 3-8 各医疗项目成本动因率

医疗项目类别	单位耗时(分钟)	单位产能成本	成本动因率(元/例)
头部平扫	20	4.16	83.20
颈部平扫	15	4.16	62.40
胸部平扫	15	4.16	62.40
心脏平扫	30	4.16	124.80
上腹部平扫	15	4.16	62.40
下腹部平扫	15	4.16	62.40
椎体平扫	20	4.16	83.20
关节平扫	20	4.16	83.20
其他平扫	15	4.16	62.40
增强扫描	40	4.16	166.40

(五)核算成本对象最终成本

上述过程中,已经得到了相关项目的直接成本,对于间接成本,也已经以时间为分配系数,计算出了相应的成本动因率,结合成本动因量即每项检查的次数,可以计算每项医疗项目的最终成本。

表 3-9 医疗项目总成本

医疗项目类别	成本动因率(元/例)	成本动因量	间接费用(元)	直接成本(元)	总成本(元)
头部平扫	83.20	550	45 760.00		45 760.00
颈部平扫	62.40	300	18 720.00		18 720.00
胸部平扫	62.40	320	19 968.00		19 968.00

续表 3-9

医疗项目类别	成本动因率（元/例）	成本动因量	间接费用（元）	直接成本（元）	总成本（元）
心脏平扫	124.80	254	31 699.20		31 699.20
上腹部平扫	62.40	111	6 926.40		6 926.40
下腹部平扫	62.40	125	7 800.00		7 800.00
椎体平扫	83.20	485	40 352.00		40 352.00
关节平扫	83.20	234	19 468.80		19 468.80
其他平扫	62.40	985	61 464.00		61 464.00
增强扫描	166.40	565	94 016.00	28 250.00	122 266.00
合计		3 929	346 174.40	28 250.00	374 424.40

（六）与传统成本法对比分析

M 医院原来的医疗项目成本，是按照收入比例来进行分配的，在这里，我们可以将原有的成本核算数据与现在的新的数据进行对比分析。

下表是当月各个医疗项目收入占比：

表 3-10 当月医疗项目收入及其占比

医疗项目类别	检查次数	单价(元)	收入(元)	收入占比
头部平扫	550	250	137 500	0.11
颈部平扫	300	250	75 000	0.06
胸部平扫	320	280	89 600	0.07
心脏平扫	254	350	88 900	0.07
上腹部平扫	111	200	22 200	0.02
下腹部平扫	125	200	25 000	0.02
椎体平扫	485	250	121 250	0.10
关节平扫	234	250	58 500	0.05
其他平扫	985	300	295 500	0.24
增强扫描	565	600	339 000	0.27
合计	3 929		1 252 450	1.00

根据上表以及相应成本数据,可以得出传统成本法下各项医疗项目的成本数据,如下表所示:

表 3-11 传统成本法下项目成本

医疗项目类别	检查次数	收入占比	间接费用(元)	直接成本(元)	总成本(元)	单位成本(元/例)
头部平扫	550	0.11	45 074.24		45 074.24	81.95
颈部平扫	300	0.06	24 585.95		24 585.95	81.95
胸部平扫	320	0.07	29 372.02		29 372.02	91.79
心脏平扫	254	0.07	29 142.55		29 142.55	114.73
上腹部平扫	111	0.02	7 277.44		7 277.44	65.56
下腹部平扫	125	0.02	8 195.32		8 195.32	65.56
椎体平扫	485	0.10	39 747.29		39 747.29	81.95
关节平扫	234	0.05	19 177.04		19 177.04	81.95
其他平扫	985	0.24	96 868.65		96 868.65	98.34
增强扫描	565	0.27	111 128.50	28 250.00	139 378.50	246.69
合计	3 929	1.00	410 569.00	28 250.00	438 819.00	

而在时间驱动作业成本法下,各医疗项目的单位成本如下表所示:

表 3-12 时间驱动作业成本法下各医疗项目成本

医疗项目类别	总成本(元)	检查次数	单位成本(元/例)
头部平扫	45 760.00	550	83.20
颈部平扫	18 720.00	300	62.40
胸部平扫	19 968.00	320	62.40
心脏平扫	31 699.20	254	124.80
上腹部平扫	6 926.40	111	62.40
下腹部平扫	7 800.00	125	62.40
椎体平扫	40 352.00	485	83.20
关节平扫	19 468.80	234	83.20
其他平扫	61 464.00	985	62.40
增强扫描	122 266.00	565	216.40
合计	374 424.40	3 929	

对两种方法的核算结果进行比较,如下表:

表3-13 两种核算方法比较

医疗项目类别	传统成本法(元/例)	现行方法(元/例)	单位差异(元/例)
头部平扫	81.95	83.20	1.25
颈部平扫	81.95	62.40	(19.55)
胸部平扫	91.79	62.40	(29.39)
心脏平扫	114.73	124.80	10.07
上腹部平扫	65.56	62.40	(3.16)
下腹部平扫	65.56	62.40	(3.16)
椎体平扫	81.95	83.20	1.25
关节平扫	81.95	83.20	1.25
其他平扫	98.34	62.40	(35.94)
增强扫描	246.69	216.40	(30.29)

从上面的表格中可以看出,两种方法下的数据差别较大。医院的核算方法利用收入比例进行分配,将会导致收费相同项目的单位成本类似,差别不大,但是实际上,这样的分配方式是不恰当的,也是非常不合理的。通过新方法的计算,我们发现CT室的各项服务均处于盈利状态,但是单位成本各不相同。像是颈部平扫、胸部平扫等成本较低,但是对于心脏平扫这类耗时更长、更需要技术含量的检查项目,成本较高,这些项目与原有计算方法核算出的数据有较大的偏离,不能正确反映成本消耗情况。

通常,医疗服务的技术含量越高,越需要花费更多的时间,消耗的人力、物力也越大。通过时间作为分配系数,一定程度上能够反映各项目的医疗难度,从而消耗更多的费用,这相对于传统方法来看,也是更加合理的。同时,传统方法依赖于收入定价,如上表所示,一旦收入定价相同,无明显分配差距的直接成本,那么各医疗项目核算出的单位成本数据就是完全一样的,这显然违背了常理。一旦项目收入有所变动或者有较大的偏差,成本随之变动,无法依靠这种比例得到正确的成本数据。

此外,传统的成本法下,医疗项目要承担全部的资源消耗,这显然是不科学的。正常情况下,无论是医生还是各类机器,都不可能随时满负荷工作。传统的成本法忽略了医生休息、培训等正常行为,将科室所有成本强加于医疗项目上,这显然是不合理的。因此,从上表中我们可以看到,大多数医疗项目成本测算的结果都偏高,而时间驱动作业成本法则不然,考虑了闲置的时间产能,用有效产能来进行项目的成本核算,这样计算出来的数据,更符合实际情况,更能反映项目实际消耗的各类资源,避免影响后续对成本的分析,以及相关成本控制行为。

(七)闲置产能管理

传统的成本法下,没有考虑闲置产能的影响,将科室全部成本分摊到各个医疗项目上,相应的,传统成本法也无法对科室的闲置产能进行监督与管理。而时间驱动作业成本法,将闲置产能考虑在内,通过有效产能的估计,将成本核算变得更为合理,与此同时,通过使用产能与提供产能的对比,也能够清晰地看出产能的利用率。

表 3-14 CT科室产能消耗

医疗项目类别	单位耗时（分钟）	检查次数	总时间（分钟）	总成本（元）
头部平扫	20	550	11 000	45 760.00
颈部平扫	15	300	4 500	18 720.00
胸部平扫	15	320	4 800	19 968.00
心脏平扫	30	254	7 620	31 699.20
上腹部平扫	15	111	1 665	6 926.40
下腹部平扫	15	125	1 875	7 800.00
椎体平扫	20	485	9 700	40 352.00
关节平扫	20	234	4 680	19 468.80
其他平扫	15	985	14 775	61 464.00
增强扫描	40	565	22 600	122 266.00
使用产能			83 215	374 424.40
提供产能			116 160	438 819.00
闲置产能			32 945	64 394.60

从上表中可以看出,通过测算,CT 室使用的产能时间为 83 215 分钟,而提供的产能时间为 116 160 分钟,使用效率为 71.64%,科室提供产能 438 819.00 元,而各类医疗项目所使用的产能为 374 424.40 元。总体来看,整个科室的利用率还是比较高的,但是,在进行成本核算时,已经考虑了相应闲置成本,将成本利用率定在了 85%,仍然有部分的闲置时间、成本,说明医院的 CT 科室仍有可以提高的空间,应该采取一定的行动,将科室的闲置时间、闲置资源利用起来,以便更好地创造效益。

医院可以从大方向上进行指导,科室自身也要注重对闲置资本的管理,提高相应的效率。对于科室的流程,可以进一步规范化;医师提高自身的职业素养和水平,更有效率、更迅捷地为病人提供服务;简化相应的工作流程,从病人的角度出发,减少等待时间,让病人对医院、对科室的满意度提高,有效率地就医。在闲置时间,也可以适当安排一些培训、讲座,丰富医生的空余时间,同时又能提高其专业素养。通过对闲置产能进行充分管理,从源头上提高整个科室的效率,进一步提升科室的收入水平,更好地管理科室。

六、推行时间驱动作业成本法的保障措施

在医院中推行时间驱动作业成本法,能够对医院的成本核算起到一定的促进作用。这种方法的运用,建立在一定的硬件条件之上,同时,还需要一些软件条件,因此,医院在采纳基于该方法的核算方式时,需要采取一定的保障措施,本书主要提出了以下几点建议。

(一) 完善成本核算组织体系

采用时间驱动作业成本法计算医疗项目成本应建立在对实施过程中可能遇到的各方面阻力的充分认识上。医务护理人员的参与在具体实施过程中是必不可少的,由于医务护理人员资源极其紧张,想要达成理想的实施效果,就要加大宣传力度,构建坚固的组织架构对这项工作的有效实施提供保障。此外,相关医护、管理部门要对时间驱动作业成本法形成的计算的数据结果充分认可,只有这样才能保证其分析控制的效果能够得到比较真实直观的体现。

完善的组织框架应当机构精简、功能完善,各部门权责明晰,这样能够使患者快速得到优质服务、医院管理协调统一的同时提升医院的竞争力和

适应能力。时间驱动作业成本法下的成本核算需要大量的数据,如科室专家对产能成本率和产能使用量的估计、财务部门的成本信息、人事处人员明细等等,因此需要各部门的相互配合。首先医院需要有成本核算领导小组统领医院成本核算工作;其次成立成本核算实施小组,由财务部门、人事处、信息科等科室人员组成,便于汇总、更新与成本相关的信息;再次,各科室专家要对本科室的医疗服务项目汇总,梳理其流程,总结其主要作业及其他相关信息报成本核算实施小组并归档;最后,各科室安排熟悉科室业务的人员兼职本科室成本核算人员,配合成本核算实施小组完成科室成本核算工作。

医院可以在核算小组基础上,下设一个专门的时间驱动作业成本法研究团队,该团队专门负责新方法的研究与应用,独立进行项目核算。可以安排一个主管人员,负责这个小组的全局计划,下设各个核算成员,到对应的、可以应用的科室单元中,收集相应的数据,辅助、协作。另外,由于医院的核算专员可能不够,专业素养比较低,无法完全掌握该方法,为了避免错误应用,导致数据的偏差较大,可以邀请、外聘一些专家,就成本核算方面的专业知识与专家进行探讨,协助他们更好地核算成本。通过该小组的建立,结合外部专家的力量,不断完善方法的使用流程与注意事项,更好地促进该方法对医院成本核算的改进作用。同时,该团队可以将研究数据与传统方法下的数据进行对比研究,完善医院的成本控制手段与途径。

(二)加强成本核算人才引进与培养

要保障时间驱动作业成本法的顺利实施,需要组织内部自上而下的配合。首先医院管理者的重视是基础,领导者的态度往往决定一件事情的走向,如果院长亲自领导,表示出对成本核算管理的重视,相信下面各级人员一定不敢怠慢;其次,实施时间驱动作业成本法是涉及整个医院的系统工程,绝不只是某一个或几个部门的事,需要在人事、医务、设备、财务等各职能部门协调合作共同参与下才能完成。

时间驱动作业成本法下的科室成本核算需要高质量的成本核算人才,成本核算人员业务水平的高低直接影响到了医院成本核算实施效果。医院成本核算体系的建设不是一蹴而就的,应该循序渐进地进行。在医院管理层的重视的前提下,一方面要增加成本核算人员的数量,另一方面要加强成本核算人员的质量。首先,要让员工了解时间驱动作业成本法实施的意义所在；其次，要制定出实际可行的培养计划，对目前的会计人员进行培训，使他们掌握相关的理论知识，熟悉操作程序，加深他们对新方法的充分理解；最后，还可以引入高质量的成本核算人才，满足现实的需要。

（三）建立严格的预算制度

时间驱动作业成本法的有效实施可以达到控制成本的目的，单靠优化成本核算方法来进行成本控制所获的成效有限，而医院成本控制的最初起步点是预算约束，所以如果能以预算作为对全体员工控制成本的意识约束，那么采用时间驱动作业成本法或许能事半功倍。

医院有必要重视对预算体制的构建，在预算体制中对预算构成情况等需进行分析和说明，建立定时成本分析报告制度。具体要由医院从上至下的责任人共同参加，对医院整个成本核算情况进行总结，医院各科室负责人对科室的支出情况进行分析说明，对下一年度医院和各科室有效降低成本方面做出指导性建议，不再将预算设置形同虚设。同时，对预算完成情况应采取相应的奖惩措施，提高员工对成本的重视度和积极性。只有建立了严格的预算制度，才能更好地为时间驱动作业成本法的开展提供一个内部平台，才能更加有效地进行成本管控。

（四）建立透明化的绩效考核制度

M医院原有的相关绩效考核，主要依赖于收入量，或者是当月、当季、当年所达到的工作量，员工更为关注的，也是这些指标。由此，科室、员工将目光投向短期的利益、收入，而不是长远的目标，在平时，也不会认知到成本的重要性。尽管医院建立了相应的成本核算体系，但是大多是对成本核算浅层次地分析，以及一些必要的成本控制手段的研究，这些结果很少反馈到个人，与员工的奖金等并不挂钩。成本控制水平较好的科室，个人没有得到相应的奖赏、赞同，而相对来说资源浪费比较严重的科室，也缺少一定的追责，这样长此以往，不利于数据的准确核算，以及培养员工的成本意识。

因此，要将员工的绩效与成本核算相关联，而不是像原来一样，纯粹地关注一些收入指标。将成本核算数据结果列入相应的绩效考核指标中，建立透明化的绩效考核制度，尤其在推行医疗项目核算时，将各项目的核算结果囊括到范围内，将员工的薪酬与之挂钩。此外，通过闲置产能的分析，将其与科室考核、人员激励挂钩,对于那些成本控制水平较高、闲置资源较少的科室,予以一定的表扬和奖励,对相关的员工进行有效激励;相反,对于那些不能按时完成任务、成本控制水平较差、闲置资源、时间较多的科室,予以相应的处罚措施,同时,还要将其追究到个人,从源头上找出其原因,让员工能够更警惕、更重视成本核算结果,而不是无所谓的态度。通过绩效考核手段,让全体员工参与到医院的成本核算体系中来,对成本核算更加重视,从而更好地配合新方法的推行。

(五)加强成本核算信息系统建设

医院运用时间驱动作业成本法需要投入大量的精力和时间,需要耗费很大的经费,更需要庞大的信息系统的数据支持。M 医院想要完善目前的成本核算信息系统,实现 HIS、会计核算、药品、物资、医疗设备、后勤服务等管理信息系统与成本核算系统的无缝对接,现阶段可以采取的方案是整合现有的系统,由财务部门和信息中心带头开展工作,其他相关部门集体配合,利用外界的专家资源,共同研发升级医院的成本核算系统,使系统功能更全面,操作更简练,生成的数据更安全、准确。

为了加强 M 医院成本核算信息系统的建设,提高成本核算系统各项功能,满足更多的要求,为医院提供更完整、更有效的信息,M 医院研发升级的成本核算信息系统应满足以下要求:

(1) 实现会计核算与成本核算一体化。即医院的财务人员在处理医院发生的每一笔经济事项时,严格按照新制度的规定处理业务,保持会计核算和成本核算所涉及的成本信息的统一性,并且能够及时提取数据,做到无缝衔接。

(2) 实现多种信息系统的集成。在每个系统之间都建立可以相互传递数据的接口,避免信息孤岛,实现成本自动核算管理。

(3) 加强系统数据的维护与管理,确保成本核算准确无误。即成本核算人员在工作过程中要及时维护系统数据,定期核查成本核算系统生成报表的准确性、合理性,避免出现编码错误、报表生成不规范等现象。

(4) 保证成本数据安全。由于网络环境比较复杂,如果保护措施不当,会造成很大的安全隐患。因此,医院应该建立防火墙,采取各种物理或非物理的措施保证系统的安全,进而保证成本数据的安全。

由于 M 医院目前的成本核算系统还存在许多不足,功能并不全面,因此导致报表生成不及时,科室编码不规范,成本分析不能满足决策需要等一系列问题。升级后的成本核算系统还应具备以下功能:

(1) 成本核算内容完整。能够分阶段、分步骤地开展成本对象核算,生成的报表应满足报送要求。

(2) 记录恰当的分摊参数。即能在系统中录入计算计入直接成本的分摊参数和间接成本的分摊参数,实现间接成本的自动分摊。

(3) 自动编码功能。即科室名称、成本项目、费用要素等内容的增减变动,能够按预先设定的规律自动编码和调整。

(4) 数据采集功能。此功能主要是采集成本核算所需要的基础数据,是成本核算最根本的工作。

(5) 数据校对功能。医院所采集并计算的数据通过分摊参数核算到末级成本科目,计算数量巨大,因此系统应设置不同勾稽关系间的数据校对功能,确保最终数据的科学性与准确性。同时,还应包括对工作量、人员、面积等分摊参数的录入情况的检测。

此外,可以通过引入时间方程式,建立时间驱动作业成本法的核算体系,在系统中生成医疗项目成本数据。同时,设置科室成本、医疗项目成本核算结果查询功能,在结果查询功能得到的数据基础上,能够采用相关的成本分析方法对成本数据进行综合分析。

要注意信息系统的更新、修正,当系统不符合医院现行状况时,要及时更新,避免造成数据分析的滞后、不准确。相关信息部门人员要及时对系统进行维护,保证其能正常、稳定运行,避免影响正常数据的录入,造成工作不及时,数据反馈不到位。

信息部门的人员也要及时与业务部门联络,了解各业务部门的需求,让成本核算流程更加明确、更加符合实际,对于不准确的操作流程、录入及时进行更改,这样,各种数据互相传输,在各个系统内进行共享。成本核算系统要与医院的其他信息系统、业务系统关联,从其他系统中收集所需的数据,同时,将自己系统内的数据分享给其他系统,实现共享信息需求。

第四章 社区养老服务中心风险管理研究
——基于 A 社区养老服务中心案例

第一节 研究背景

前期,国家民政部发布了《2016 年社会服务发展统计公报》,其中的数据显示,截止到 2016 年年底,我国 60 岁及以上老年人口已超过 2.30 亿人,占总人口比例的 16.7%,这其中,65 岁及以上的人口占总人口比例高达 10.8%。同时,我国老年人口数量仍将保持快速地增长,统计报告估计 2026 年老年人口将达到 3 亿,2037 年达到 4 亿,2051 年高达 4.6 亿,将会大于总人口的 31%。另外,有关于老年人口上升带来的一系列问题也在加剧,例如高龄化、空巢、失能等。我国当前正在面临一个十分严峻的挑战——老龄化,这会进一步地加剧家庭和社会养老负担,如何更好地安置老年人晚年生活,让越来越多的老人享受到老有所依的生活已成为全国人民热切关注的问题之一。

养老服务业是一个以满足老年人生活需要和精神需求为主的行业,随着人口老龄化的加剧,它将会受到各界更多的关注。社区养老服务模式是一种新的养老服务模式,它是以居家养老为主,以社区服务为辅助的新模式。这种新的模式很好地结合了居家养老和机构养老的优势,能够使老年人花费相对于机构养老更少的成本,享受到比居家养老更优质的服务。社区养老一般是依靠社区建立综合性的养老服务中心、养老服务站点等基础服务设施,按照社区老年人的需求,有针对性地提供就近、便利的养老服务。加强社区养老服务在整个养老服务行业中的基础地位,更加有效地满足大多数老年人的需求,是当前社会养老建设的重点。

然而,社区养老意外事故和其他伤害事故频繁发生,意外事故引发的社区养老服务中心运作风险也呈现迅速上升的趋势。社区养老服务中心因风险事件造成损失的可能性越来越大,这些事故凸显了我国养老服务组织风险管理和内部控制制度不健全或者没有得到有效实施的现状。养老服务组织运营和管理面临较大的风险,风险管理制度不健全,导致了成本的大大增加,运营效率的大大降低。基于此现状,养老组织应建立内部控制体系以及全面的风险管理体系,从而对组织运作过程中的风险进行控制,提高运营效率,最终促进养老服务行业的全面发展,因此,对社区养老服务中心风险管理的研究变得日益重要且迫在眉睫。

目前,对于养老服务行业的研究在国内学术界变得越来越多,但现有的研究主要是针对养老机构的发展问题、机构养老的供需状况、制约因素等,有关养老组织运行的风险管理和内部控制则少有研究,大部分的风险研究也主要基于护理学的视角,这也说明了养老服务组织运作的风险管理研究尚缺乏足够多的关注,研究很有必要。

第二节 文献综述

一、国外文献综述

自从20世纪初期至今,学术界一直在进行关于风险管理方面的研究,新的突破不断出现,理论一直在更新。1992年,企业内部控制框架第一次被COSO委员会提出,它由五种要素构成,分别为控制环境、风险评估、控制活动、信息与沟通以及监控。20世纪末期,风险导向审计在实务界不断发展成熟,并得到了广泛的认可,与此同时,许多公司财务造假和舞弊行为被揭露,为了加强对上市公司内部控制的有限监督,美国出台了《萨班斯-奥克斯利法案》。2004年,基于1992年COSO报告,《企业风险管理——整合框架》发布,ERM框架由八个要素组成,分别为:内部环境、目标设定、事项识别、风险评估、风险应对、控制活动、信息与沟通、监控。在ERM框架中,企业风险控制是核心。2016年,COSO发布了新版企业风险管理框架《企业风险管理——服务于企业战略和绩效的实现(征求意见稿)》,这是继 2004 年 COSO 正式公布企业风险管理框架以来第一次对风险管理框架进行修订和完善。新版框架包括 5 个构成元素,分别为风险治理和文化,风险、战略和目标设定,执行中的风险,风险信息、沟通和报告,监控风险管理效果。

Hoyt 和 Liebenberg(2008)根据美国 166 家上市保险公司的相关数据,对 2000—2004 年间公司经营情况分析发现,采用 ERM 进行管理的公司,其公司价值的增加比较普遍,主要在与公司相关的一些特征上体现出来。具体表现为:采用了 ERM 进行管理的公司比其他公司规模更大,行业更具有多样性,具有更高的国际化程度以及更强的财务融资能力。同时,采用 ERM 的公司在公司价值上也高于其他公司,数据显示平均高出 3.6%,这些发现都无一例外地体现了 ERM 对公司价值提升的积极影响。

Kallenberg(2007)在研究了公司价值受风险管理影响程度的基础上,认为随着世界经济一体化程度的加深,风险管理和控制对企业具有非常重大的影响。Ali A. Al-Thuneibat(2015)认为内部控制具有对管理方式、流程、岗位等多方面的制约规范,这可以在一定程度上提升工作的效率,降低企业运营过程中的风险,利于实现企业的目标。She-I Chang(2014)认为内部控制制度的设立和有效实施对规范企业内部行为,落实企业规章制度,减少违规行为具有重要意义。Lisa Meulbroek(2002)认为在传统的以风险识别、风险评估、风险应对为主的风险管理流程中,引入公司价值模型能有效提升企业风险管理能力。CAS(2003)在传统风险管理的基础之上,引入对风险控制环境的分析,这体现了环境分析对风险管理整体流程的基础作用。Forstmoser(2006)探索了企业风险管理研究的新领域,认为研究风险管理在常规的做法之上,还需要关注企业社会责任、可持续发展等。

查阅了众多国外关于风险管理的研究,我们可以发现,风险管理从最初提出到发展至今,不断完善,不断全面,整体性越来越强,风险管理对企业发展的重要影响也在不断显现。

二、国内文献综述

中国内部审计协会颁布的《风险管理审计准则》第六条中规定,风险管理的主要阶段为风险识别、风险评估、风险应对。

罗丹(2017)认为随着养老服务行业的不断发展,养老机构风险频发,养老机构存在的风险种类多样,提升并完善养老机构风险管理体系具有十分重要的意义。周坤鹏(2017)指出养老机构内部控制机制的建立和完善,需要通过建立完善的内部控制流程,完善内部财务信息披露制度,会计信息管理制度不断加深完善来实现。吴雅琴、鞠盈(2016)认为提升养老机构的盈利能力,关键是在于如何提升养老机构内部控制和风险管理。时春红等(2016)认为养老机构提供的一项主要服务是护理,提升护理过程中的风险控制,识别风险并加以控制,减少护理过程中的危险,对养老机构整体的风险管控具有重要意义。

杨亚军等(2013)根据风险管理的实际需要,初步划定了我国地方政府债务会计核算的范围,在此核算范围内,建立风险管理的系统。方红星、陈作华(2015)认为内部控制质量对风险水平的降低具有重大影响。内部控制质量高,可以抑制某些风险的发生,降低风险水平,同时还能增强对外防御的能力,在应对外部市场变动和经济变化方面,减少冲击。李维安、戴文涛(2013)指出包括学术界、政府、公众等在内的社会各界都对公司治理、风险管理和内部控制十分关注,但到目前为止,各界对这三者之间的关系还未达成一致的认识。他们从战略管理的角度出发,深入根源,分析研究这三者之间的关系和区别,对政府部门和相关单位内部控制和风险管理制度的规范和监管提供了新的理论指导,同时也为内部控制的评价制度提供了相应的支持。谢凡等(2016)认为建立健全企业的内部控制体系是一个漫长发展的过程,合理的公司制度、有效的资源支持,都能为内部控制目标实现提供一定的保障。刘浩等(2015)认为提高企业的运营效率可以通过改善信息传递的效率、增强履约率等来实现,而这些方面都可以从内部控制中得到很好的控制。唐大鹏等(2015)认为整合现下的评价模式是内部控制评价模式的一种,在这种模式下,内部控制活动的载体是内控要素,依据相关规范制度对内控设计、执行的有效性进行评价来预设目标的实现与否,这种模式并不是目标导向和要素导向这两种模式的简单相加。王晶等(2015)认为内部控制研究最初的目的,是为了研究有效合理的内部控制制度对提高企业财务信息质量和财务报告披露可靠性是否具有贡献。唐大鹏等(2015)提出,在"新常态"模式下,国家审计在我国行政事业单位中推行以及政府权力的约束和制衡中,内部控制都起到了非常大的作用。张继德、郑丽娜(2012)提出从宏观的角度建立自上而下的风险管理体系,从内部环境分析为起点,重新建立目标、管理、基础三个层面的内部控制体系,构建一个新型的财务风险管理模式,新框架对集团企业风险管理体系建立健全做出了比较大的理论贡献。李翔等(2015)认为对内部控制的检验,可以采用内部控制的信息含量以及内部控制对最终决策提供的相关性等标准进行检验。公司具有较高的权益资本,经营风险大都可能预示着内部控制具有比较大的缺陷,这会导致公司无法做出有效决策,管控能力弱。杨有红(2013)指出,内部控制系统重要的基础是内部环境,对内部环境进行有效的评价并且改进,是建立内部控制系统以及对其优化改进的重要基础。内部环境分很多种类,对于不同类型的内部环境,应当有所区别地进行分析,并采取相应有效的应对策略。管永昊等(2015)认为内部控制和风险管理不同要素的风险影响大小是不同的,就税务执法来看,风险评估层面的风险是最大的,其次是控制活动,最小的是控制环境。另外,单项比较重要的风险因素有廉政风险、岗位管理、发票审批等。王金凤等(2017)指出企业要以内外部环境变化为基础进行分析,动态改变并确认风险管理的目标,在目标的导向下,进行风险管理的进一步优化,从而提高营运效率,提升企业价值。

第三节 相关概念与理论

一、社区养老

(一)概念

以往我们最熟悉的养老模式主要是机构养老和家庭养老两种。近年来,随着时代的进步,逐渐兴起了一种新的模式——社区养老模式。家庭养老是最普遍的养老模式,即老人在自己家庭接受家人照顾的传统养老模式;机构养老是指老年人通过入住民营或者公立的养老机构、福利院等养老中心,接受较为专业的护理和养老服务的养老模式;社区养老则是家庭养老和机构养老的有机结合,通过社区养老,老人白天到社区中心接受相对比较专业的照料和送餐、咨询等各种服务,晚上回到家中接受亲人的照料的新型养老模式。

(二) 发展概况

随着人口老龄化加速发展,养老问题日益严峻,社区养老这种新型模式从某种程度上讲意义非常重大。近年来,社会的发展和进步改变了我国家庭规模格局和功能,向小型化发展的家庭状况越来越普遍,社会的家庭状况主流逐渐变成了以"421"为主的家庭结构模式,沿海比较发达的城市更是严峻,各种压力的加大产生了越来越多的丁克家庭,传统的老人家庭养老方式越来越不能满足社会发展的需要。另一方面,机构养老模式的兴起和发展虽然在一定程度上缓解了养老问题,但是机构养老的推行也受到了很多的阻碍,这主要源自传统的文化和观念影响,机构养老的形式并不能被广大家庭所接受。同时,老人选择机构养老的成本也比较高,特别在中小城市甚至农村地区是一个比较大的家庭负担,这也是养老机构得不到大量推行的原因之一。对老年人本身而言,年龄的增长和身体机能的退化,会使老年人的生活状态和社交情况发生比较大的变化,容易产生比较负面消极的情绪,单一的家庭养老或者机构养老都无法满足老人最迫切的需要。由此可见,社区养老在一定程度上缓解了这种矛盾,它结合了家庭养老和机构养老的优势,成为一种更能普及适用的养老模式。社区养老很好地吸取了家庭养老和机构养老的优点,可操作性强,可接受面也更广。

二、风险与风险管理

(一) 风险及风险管理概念

风险是一种可以识别的不确定性,体现为未来结果的不确定性或损失。风险,主要是组织目标和实际运营情况之间的差异的不确定性。风险的含义主要是体现在收益和成本的不确定性两个方面。风险存在于组织运营的方方面面,是影响组织良好发展的制约因素,可能会带来不同程度的损失,做好风险管理相关的工作对组织的健康发展具有深远的意义。

风险管理是通过对组织内部的环境进行分析,在风险识别、评估与应对的基础上,对组织内部存在的风险进行控制的管理行为。有效的风险管理可以降低组织内部不确定事件发生的可能性。

(二)风险管理的核心

风险管理工作如果缺乏系统化,会直接使组织运作各环节之间的协调性降低,风险管理工作的开展实施零散混乱,缺乏全面性,这些都会影响到组织运作的有效实施。

风险管理框架中最核心的部分,即风险识别—风险评估—风险应对。风险识别是风险管理核心部分的关键一步,其目的是为了分析组织当前存在的具体风险因素一共有哪些。风险识别的过程和范围越全面,后续的工作越容易开展。风险评估是对组织的风险进行全面的识别之后,需要对识别出来的风险进行评估,从而判断各风险的重要性程度和概率,能够为风险应对措施的提出提供一定的依据。风险应对就是控制,是组织保障流程正常运作,降低运营过程中的风险,保障目标实现的管理措施。控制的内容包括各项标准的建立,具体岗位的设置,计划的安排等多种形式。

(三)风险管理的方法

风险识别的方法有许多,其中,比较常用的风险识别方法有:头脑风暴法、德尔菲法、事件树法、流程图法、SWOT分析法等。本书采用德尔菲法与文献理论研究结合的方法对风险进行分类和识别。

对风险进行评估的主要方法有客观估计法、主观估计法、层次分析法、敏感性分析法、盈亏平衡法及概率分析法。本书采用层次分析法。层次分析法,是要通过对分析对象的分解,从而建立一个反映整个分析决策的层次结构,这一点是最为关键的。具体是通过分析对象内部的从属关系对其进行分层次,同层次的不同元素对上一层的影响程度是不同的,同时它也对主因素层具有一定的影响。层次分析法是一种系统性的分析方法,可以为决策判断提供依据。它将分析的对象进行系统性的分解,运用统计学的方法对结果进行量化,最后实现重要性的判断比较。层次分析法对结果的显示方面具有明确清晰的优势。

风险应对方法有风险回避、风险分散、风险转移以及风险自留。

三、ERM 概述

(一) 概念

ERM 是英文 Enterprise Risk Management 的缩写,意为企业风险管理。传统的风险管理是金融行业的术语,主要针对狭义上的风险。ERM 框架中的风险管理不仅仅包括狭义上的静态风险管理,还包括动态的以及机会风险。风险管理实际上是用最少的成本控制风险带来的不利后果。

(二) 新旧 ERM 框架对比分析

1992 年,企业内部控制框架第一次被 COSO 委员会提出,基于 1992 年 COSO 报告,2004 年发布了《企业风险管理——整合框架》,2016 年,COSO 发布了新版企业风险管理框架《企业风险管理——服务于企业战略和绩效的实现(征求意见稿)》。以下为 2004 年和 2016 年版本 ERM 的对比分析。

表 4-1 新旧 ERM 框架对比

	2004 版	2016 版
风险定义	风险是一个事项将会发生并给目标实现带来负面影响的可能性。	风险是事项发生并影响战略和业务目标之实现的可能性。
ERM 定义	ERM 是一个过程,它由一个主体的董事会、管理层和其他人员实施,应用于战略制定并贯穿于企业之中,旨在识别可能会影响主体的潜在事项,管理风险以使其在该主体的风险容量之内,并为主体目标的实现提供合理保证。	组织在创造、保存、实现价值的过程中赖以进行风险管理的,与战略制定和实施相结合的文化、能力和实践。
目标	目标包括:发展战略目标、日常经营目标、报告体系目标、合规目标	使命、愿景、核心价值观,战略与企业目标,提高绩效
要素	八要素:内部环境、目标设定、事项识别、风险评估、风险应对、控制活动、信息与沟通、监控	五要素:风险治理和文化,风险、战略和目标设定,执行中的风险,风险信息、沟通和报告,监控风险管理效果

如上表 4-1 所示,2016 版 ERM 框架在风险定义、ERM 定义以及其他内容方面进行了修订。在风险定义中,旧定义只强调了负面影响,而新定义

的主要改动是兼顾了正面和负面的影响。新定义包括文化和能力而不只是过程,更加强调风险与价值的相结合。通过对 2004 和 2016 年版本 ERM 框架目标和各项要素的对比,可以发现 2016 年版本是对 2004 年的承接,基本内容的本质并没有改变,只是对逻辑进行重新梳理,精简概括和总结升华。

第四节　A 社区养老服务中心运作流程的风险管理研究

一、A 社区养老服务中心风险管理现状分析

(一) A 社区养老服务中心基本情况

1. 概况简介

2014 年,杭州市拱墅区以该区和睦街道 A 社区为试点,成立了 A 社区居家养老服务中心。和睦街道 A 社区,是 20 世纪 80 年代建立的,位于杭州市城北的一个老社区。社区户籍登记处的数据显示,截止到 2016 年年底,本社区超过 60 岁的老人已有 1 788 人,占到社区总人口的 24.8%,而联合国人口老龄化的标准是 10%,A 社区老龄化程度已远远超过标准。

近年来,为了应对日益严峻的人口老龄化问题,社区养老服务中心在杭州市的多个社区广泛建立。A 社区养老服务中心建立之后,随着日常运行,社区服务中心慢慢发现,虽然养老服务中心成为社区许多老年人日间活动的场所,大多数老年人在这里接受到家庭所无法给予的服务,但是仍然有一部分老年人的需求得不到满足。一部分老年人虽然生活可以自理,但是子女、家人短期不在身边的情况时有发生,夜间突发状况也得不到人员及时的照料,他们需要的不仅仅是日间照料。由于社区附近公办养老机构床位爆满,民营养老机构成本比较高,地理位置也比较偏远,对于一些需要夜间照料的老年人来说,十分的不便利。为此,2015 年,A 社区委托专业从事养老服务的社会组织运营,在原先只提供日间照料服务的基础上,增加了部分床位,用于部分老年人的夜间照料,由此形成了一个微型社区养老院,微型养

老院增加了全托养老床位,同时加入基本医疗等服务。

2. 服务模式

目前,A社区老人按照需要护理的程度可以分为正常自理的老人、日间照料老人、全托养老人三类。A社区居家养老服务中心主要提供娱乐教育服务、送餐上门服务、日间照料服务、全托养服务四大服务,同时设有服务中心医疗站和心理咨询站。其中,娱乐教育服务面向社区所有的老年人,主要提供老年人健身运动场所、图书阅览室以及其他娱乐活动等;送餐上门服务主要针对正常自理的老人,他们无须到社区养老中心进行日常照料甚至全托,送餐上门服务可以为他们的生活带去便利服务;日间照料服务针对一些白天家里无人但需要护理人员进行日间照料的老人,主要提供老人全天的生活照料和必要的护理服务;全托养服务针对白天夜晚都需要人员照料的老年人,但并不是长期托养,只是暂时性的老人托养中心,以满足家人短期不在身边的托养需求。目前该社区已成为杭州市社区养老服务试点较为先进的单位。

3. 运作模式

目前的社区养老服务模式大致可以分为以下四种:① 政府主办、层级联动模式;② 政府主导,中介运作模式;③ 政府资助,机构主办模式;④ 政府购买,市场运营模式。这四种模式各有其优点和不足。A社区养老服务中心属于第四种模式,在这种模式下,政府不再参与社区养老服务中心的建设运营,只是提供出资,向民间的专业从事养老服务的组织购买服务,为老年人提供所需的各种养老服务。也就是说,在这种模式下,老年人接受的养老服务是由专门的服务提供商提供的,政府负责出资以及相应的监管工作,这种模式有利于各养老服务提供商之间的有效竞争,从而提升养老服务的质量,促进养老服务行业的积极发展。

如下图4-1所示,在这种模式下,A社区养老服务中心是该养老服务组织的核心,专业的养老服务社会组织和专业的护理医疗人员则是A社区养老服务中心的服务提供商,老人及其相关方则是服务需求方,A社区养老服务中心的运作以服务的需求和供给为主要基础。

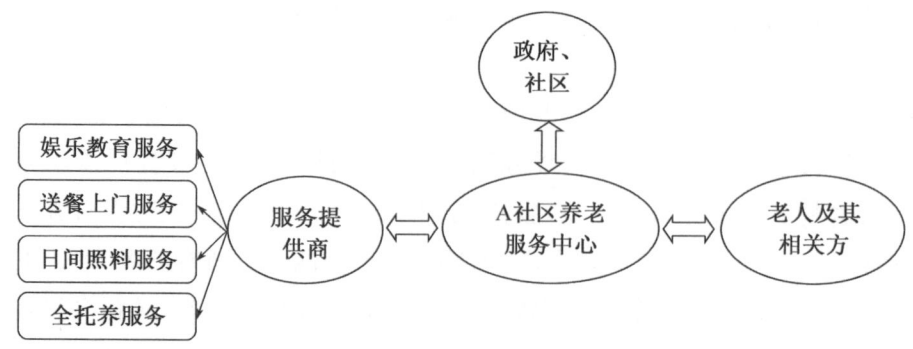

图 4-1　A 社区养老服务中心结构模式

4. 养老服务运作流程

基于养老服务的需求和供给,以 A 社区养老服务中心的服务运营为基础,具体定义 A 社区养老服务中心的运作流程为五个环节,如下图 4-2 所示,具体的流程代表的内容如表 4-2。

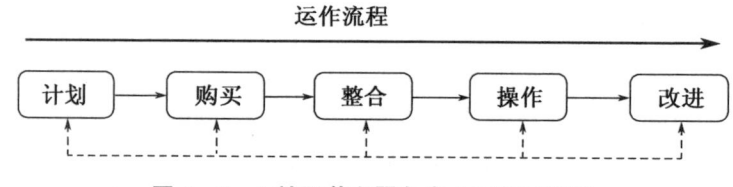

图 4-2　A 社区养老服务中心运作流程图

表 4-2　A 社区养老服务中心运作流程

环节	运作流程	具体内容
A	计划	依据供需制定养老服务计划
B	购买	依据服务质量需求确定服务提供商
C	整合	服务排程、环境布置的整合
D	操作	服务提供商执行服务,满意度反馈
E	改进	依据服务反馈信息改进流程

计划流程,是整个养老服务中心运作的开始,主要是以老人及其相关方的需求为基础,同时考虑社区现有的条件、资源计划以及内外部的服务能力,平衡二者之间的关系,对服务内容进行确认,创建 A 社区养老服务总计划,如图 4-3 所示。

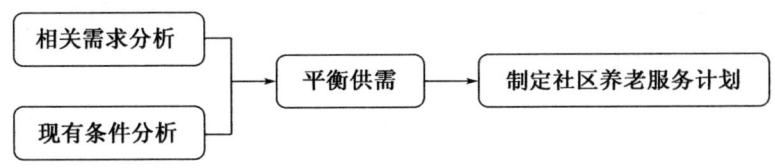

图 4-3　计划流程

购买流程，是 A 社区养老服务中心根据老人对服务种类和质量的需求以及服务提供商服务能力标准，对备选的服务提供商进行服务能力估计，选择适当的服务提供商，与之建立支付协议，签订合同，如图 4-4 所示。

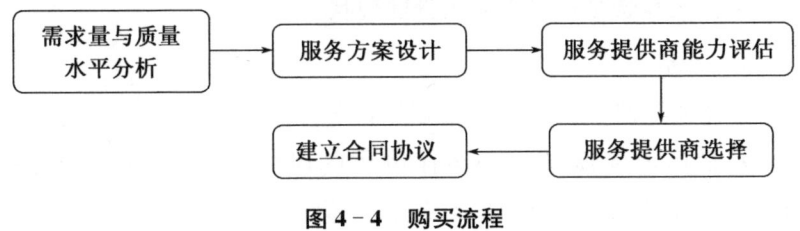

图 4-4　购买流程

整合流程，是与购买流程密切衔接，在与服务提供商确立协议以后，根据社区当前的资源、设备，对该社区养老服务中心进行常规服务的排程，同时进行环境的布置，初步校验整合的有效性，再进行调整，达到准备就绪状态，如图 4-5 所示。

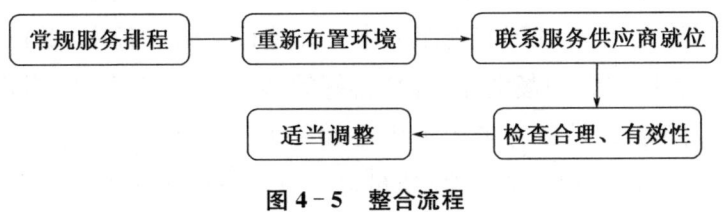

图 4-5　整合流程

操作流程，是服务提供商按照整合的服务排程执行服务的过程，在操作过程中，服务的内容不同，服务的执行操作方也会有所差异，如图 4-6 所示。

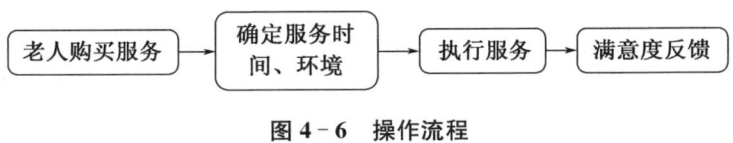

图 4-6　操作流程

改进流程，是根据服务的反馈收集、分类、汇总，找出提升服务的方案，再次修正流程，如图 4-7 所示。

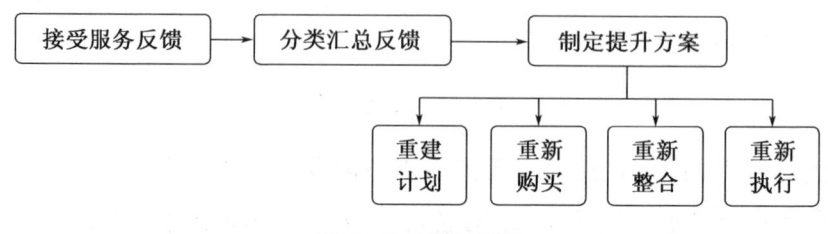

图 4-7 改进流程

（二）A 社区养老服务中心风险管理现状

1. 风险分析

首先通过文献研究分析，根据风险主体的不同，针对养老行业独特性分析总结了 A 社区养老服务中心运作流程的风险分为五类，分别是战略风险、法律风险、市场风险、运营风险、操作风险。

战略风险是指 A 社区养老服务中心在治理过程中，组织发展规划、经营策略等的建设过程中存在的风险因素。

法律风险是指 A 社区养老服务中心有关合同、法律纠纷等方面存在的风险。社区养老法律建设当前还比较落后，服务中心比较容易陷入事务纠纷，主要包括合同不规范、事故责任不明确、处理程序不当等多方面。

市场风险是指 A 社区养老服务中心在建设运营过程中，受到外部发展水平、养老行业发展、市场竞争、客户喜好等多方面的外部风险影响。

运营风险是 A 社区养老服务中心面临的比较大的风险。在运营过程中，养老服务提供过程中的安全、质量以及员工发展等多方面存在不确定性的风险。

操作风险是指 A 社区养老服务中心养老服务从业人员未按照规范流程进行操作带来的违规风险。

2. 风险管理存在的问题

A 社区养老服务中心于 2014 年成立，至 2016 年间都是以简单的日间照料服务为主，由社区直接管理，2016 年 7 月正式委托专业从事养老服务的社会组织运营。A 社区居家养老服务中心还处于雏形阶段，风险管理更是处于初级阶段。

直到目前为止,该社区养老服务中心并未引入系统的风险管理模式。缺少专业的风险管理人才、全面风险管理意识淡薄、风险识别和预警不够完善、风险信息沟通与报告不及时等都是 A 社区养老服务中心存在的普遍问题。而风险是贯穿在 A 社区居家养老服务中心运作流程的五个环节中的,普遍性是其特征之一,它与服务中心运作的方方面面相关,建立一个系统的风险管理模式势在必行。

二、运作流程全面风险管理体系构建的基础

(一) 全面风险管理体系构建的基本原则

建立符合 A 社区养老服务中心运作流程的全面风险管理体系,首先需要明确构建体系的基本原则,建立整体框架结构。

一是合规性原则。A 社区养老服务中心建立全面风险管理体系需要符合法律法规。

二是全面性原则。A 社区养老服务中心建立全面风险管理体系需要对各个方面进行分析管理。

三是适应性原则。A 社区养老服务中心建立全面风险管理体系需要适应该行业特色以及该组织自身特色。

四是独立性原则。A 社区养老服务中心建立全面风险管理体系需要保持独立客观。

五是及时性原则。A 社区养老服务中心建立全面风险管理体系需要及时、有效地进行风险管理。

(二) 全面风险管理体系构建的整体结构

通过对全面风险管理理论的研究,以 2016 年出台的新 ERM 框架为依据,结合 A 社区养老服务中心的风险管理现状等构建 A 社区养老服务中心的全面风险管理体系。在 A 社区养老服务中心全面风险管理体系的构建中,以 2016 版 COSO－ERM 框架的五个要素为体系构建的五个子系统形成整体结构,分别为风险治理和文化子系统,风险、战略和目标设定子系统,执行中的风险子系统,风险信息、沟通和报告子系统,监控风险管理效果子系统,整体结构如下图 4-8 所示。

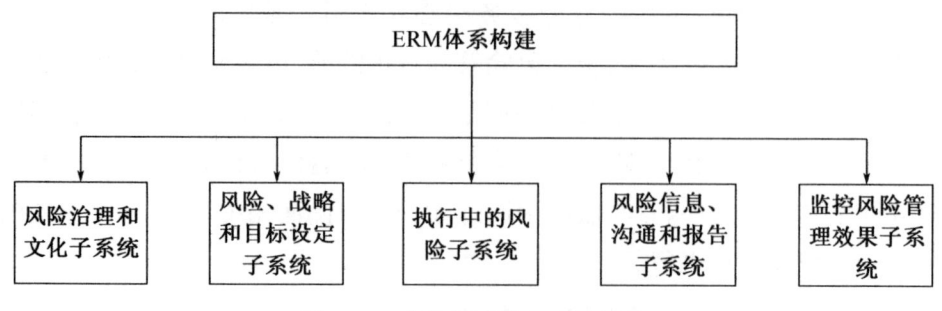

图 4-8　全面风险管理系统结构

在构建 A 社区养老服务中心的全面风险管理体系时,五个子系统之间存在着一定的关系。风险治理和文化子系统是全面风险管理的基本基调,风险、战略和目标设定子系统是整个体系的基础和起点,执行中的风险子系统是风险管理最为核心的部分,风险信息、沟通和报告子系统为风险的应对以及报告提供信息的高效支持,监控风险管理效果子系统保证系统的改进和完善,由此形成一个动态完整的风险管理系统。

(三) 具体方法与步骤

风险管理工作如果缺乏系统化,会直接使组织运作各环节之间协调性降低,风险管理工作的开展实施零散混乱,缺乏全面性,这些都会影响到组织运作的有效实施。因此,我们必须对 A 社区居家养老服务中心的风险管理工作进行系统全面的设计。ERM 系统是以风险治理和文化子系统,风险、战略和目标设定子系统,执行中的风险子系统,风险信息、沟通和报告子系统,监控风险管理效果子系统构建的。具体如下:

第一步,建立风险治理和文化子系统。风险治理和文化是 ERM 框架的基础,在 A 社区养老服务中心建立风险管理和文化子系统,主要从成立专门的风险管理小组,建立全面风险管理组织文化,优化人力资源管理几个方面进行。

第二步,建立风险、战略和目标设定子系统。在 ERM 框架中,风险和目标的设定需要与组织的战略相适应。建立 A 社区养老服务中心风险、战略和目标设定子系统,从定义风险偏好和风险容忍度,根据风险环境制定战略,设定目标这三方面进行展开。

第三步,建立执行中的风险子系统。对 A 社区养老服务中心运作流程进行执行中的风险子系统建立,首先,对 A 社区养老服务中心运作流程进行风险识别。本书利用文献研究的方法,根据风险主体的不同,针对养老行业独特性对 A 社区养老服务中心面临的风险进行分类。在文献理论研究的基础之上,通过对 A 社区养老服务中心进行实地调研,充分了解了 A 社区养老服务中心的业务以及运作模式和流程,并进行专家访谈,结合养老行业背景以及 A 社区养老服务中心自身特点和风险管理现状,对五大风险要素进行了细分。对风险细分之后,利用德尔菲法,合并风险因素集并对影响较大的目标因素进行标记。其次,对 A 社区养老服务中心运作流程进行风险评估。评估采用专家咨询法和层次分析法,调查同样采用养老服务中心内外专家结合的评价数据获取方式,对风险重要性程度进行排序。最后,根据识别和评估的风险,进行风险应对。

第四步,建立风险信息、沟通和报告子系统。在 ERM 框架中,风险信息的沟通和报告能提升风险管理的有效性和合理性。建立 A 社区养老服务中心风险信息、沟通和报告子系统,主要从建立风险信息系统和针对性的风险信息对策提出两个层面进行。

第五步,建立监控风险管理效果子系统。ERM 通过监控,实现及时发现和应对风险的作用。建立 A 社区养老服务中心监控风险管理效果子系统,主要从目标、流程、风险、控制四个维度展开,建立风险管控地图。

三、A 社区养老服务中心全面风险管理体系构建的具体实施

(一) 风险治理和文化

1. 成立专门的风险管理小组

A 社区养老服务中心运作的风险管理还处于雏形阶段,风险管理小组由社区养老服务中心的管理人员组成,对该社区养老服务运作进行专门的、系统性的管理。风险管理小组主要对以下事务进行管理:

第一,建立标准化流程的社区养老服务中心服务运作流程,并进行定期维护。主要流程为上文定义的计划、购买、整合、操作和改进。

第二,定期对养老服务中心服务运作的全部流程进行风险识别和评估,对重要性较强的风险进行及时的应对和改进。

2. 建立全面风险管理组织文化

A社区养老服务中心需要结合养老行业特点、市场环境、发展阶段、发展战略构想等方面的具体情况,综合分析考虑,建立富有特色并且符合风险管理理念的企业风险管理文化。

第一,强调全员参与的文化理念,呼吁全员参与风险管理;第二,将风险管理的方法、措施等渗透到日常的各项工作业务过程中。另外,还需要落实有关风险管理理念、方法的学习教育活动,可通过加强对各管理人员的风险管理系列培训,由他们向内部员工宣传风险管理的理念,建立A社区养老服务中心独特的全面风险管理文化。

3. 优化人力资源管理

养老行业从业人员供不应求,以及从业人员素质偏低是养老行业最大的特征之一,而养老服务产品的特殊性对人员资质的要求又比较高,优化人力资源管理对全面风险管理具有基础性作用。

人力资源管理的设计过程中,需要重点针对各类人员的工作规范、薪酬设计和激励、技能培训等活动进行规范,尤其是对护理人员的设计最为重要。在对护理人员管理中,要对护理人员业务操作流程、注意事项、纠纷解决、技术培训、薪酬激励等进行标准化规范,提高护理人员的专业性。

优化人力资源管理,一方面,需要培养和引进专业的风险管理人才,加强员工的全面风险管理意识;另一方面,对专业的职能人员,进行专业化培训和执行严格的绩效考核机制。加强考核,提升风险管理的意识和能力,能够及时有效地发现问题并采取措施,专业化的培训能够提升员工专业素养,降低风险,避免不必要的损失。

(二)风险、战略和目标设定

1. 定义风险偏好和风险容忍度

首先,建立符合养老行业性质的风险偏好,这是建立A社区养老服务中心全面风险管理目标的前提。风险偏好是A社区养老服务中心在经营管理过程当中,愿意并且能够承担的风险种类、级别、数量等。对于A社区养老服务中心风险偏好的定义,先要满足与组织发展的相协调,然后要在结合实际情况的基础之上,决定承担风险的类别和程度。在对A社区养老服务中心进行调研访谈的基础之上,将风险定义为重大风险、次要风险和一般风险三类,风险偏好的确定将在风险评估之后根据风险权重进行结果表达。

在定义风险偏好以后需要设置针对风险的容忍程度,为目标建立提供保障。A社区养老服务中心需要针对风险建立两个级别的风险容忍度。第一,是指最基本的经营保障所能容忍的风险程度,在这种情况下,组织仅仅是保障基本的生存,一旦超过这个容忍程度,社区养老服务中心将面临倒闭;第二,是具有一定目标水平的风险容忍程度,在这种风险容忍度下,组织将实现一定水平的经营目标。风险容忍度需要在风险偏好和当前资源条件评估的基础上进行确立。

2. 根据风险环境制定战略

A社区养老服务中心需要全面分析了解行业状况、市场环境、法律法规等,结合服务中心现状等多种因素,确定A社区养老服务中心发展战略,制定详细发展计划,根据变化调整战略规划,将战略和风险偏好结合在一起考虑并依据不同情况和阶段调整战略。通过制定科学合理的战略规划,帮助A社区养老服务中心实现风险管理体系建设。

3. 设定风险管理目标

要对组织风险管理进行系统化设计的一步重要工作就是目标的确定。基于A社区养老服务中心的运作流程以及环境分析,系统化的风险管理体系应当具有以下五个目标。

(1) 保证社区养老服务中心运作合法合规。系统化的风险管理体系在实行的过程中,应当保证社区养老服务中心所有的运作和服务提供都是合法合规的,这是系统实施的首要目标。

(2) 保证社区养老服务中心运作和服务的安全。在保证社区服务中心所有的运作都是合法合规的情况下,服务中心环境和设备使用的安全性、老人护理过程以及其他服务执行过程中的安全性,尤其是对老人健康的影响,都要做到合理保证。

(3) 提升社区养老服务中心服务质量。在提供安全的护理环境和健康的护理服务的前提下,必要的服务质量提升也应当是系统的风险管理体系总目标不可缺少的一部分。

(4) 降低社区养老服务中心的成本支出。社区养老服务中心虽然与一般的机构养老院有一定的差异性,营利并不是社区养老服务中心的主要目标,但是在公建民营的模式下,社区养老服务中心在运作的过程中,降低不必要的成本开支也是十分必要的。目前的社区养老服务中心存在较大的亏损,在保障安全质量的前提下,降低成本,使服务中心减少亏损,甚至实现微利也是全面风险管理的目标之一。

(5)提高社区养老服务中心运作效率。综合前面四项目标,在宏观层面上,系统化的风险管理工作应当阻止所面临的各种风险,全面的管理和监控,最终实现提高组织运营效率和效果的目标。

(三)执行中的风险

1. 风险识别

(1)识别风险分类。风险识别是风险管理的第一步,首先通过文献研究分析,根据风险主体的不同,针对养老行业独特性分析总结了A社区养老服务中心运作流程的风险分为五类,分别是战略风险、法律风险、市场风险、运营风险、操作风险。

(2)风险细分。在文献理论研究的基础之上,本书通过对A社区养老服务中心进行实地调研,充分了解了A社区养老服务中心的业务以及运作模式和流程,在此基础上进行专家访谈,结合养老行业背景以及A社区养老服务中心自身特点和风险管理现状,对五大风险要素进行了细分。

① 战略风险。根据战略风险的内涵以及对A社区养老服务中心运作全流程的全面分析,战略风险分为现有的资源条件高估、选择服务提供商缺乏统一标准、选择服务提供商发生失误三个风险点。

A. 现有的资源条件高估。在社区养老服务中心运作的流程设计中,养老服务中心的设施设备以及能提供的服务能力高低对于医疗服务和紧急救助服务来说,是十分重要的,对于娱乐教育服务就相对没有特别苛刻。总的来说,社区现有的资源条件和内外部服务能力的合理评估准确率,会直接影响到社区养老服务中心整体计划的合理性和有效性。

B. 服务提供商选择的风险。服务提供商选择的风险因素分为两点,一是在选择服务提供商时没有统一的标准去衡量,这一点属于机制问题;二是选择服务提供商时发生失误,例如贪污腐败,选择失误等。由于社区养老服务中心的运作具有相对的特殊性,涉及的老人服务种类比较多,服务也比较复杂,不同类型的服务标准水平各不相同,这也导致了选择风险的加大,细微的检查难以发现。

②法律风险。根据法律风险的内涵以及对A社区养老服务中心运作全流程的全面分析，法律风险分为合同协议相关的风险、养老服务过程中产生的纠纷未能及时解决两个风险点。

A. 合同协议相关的风险。这一层风险，主要来自合同问题以及社区养老服务中心与服务提供商之间的协调沟通。

B. 养老服务过程中产生的纠纷未能及时解决。养老服务过程中产生的纠纷未能及时解决主要是两个方面的因素，第一是服务中产生了纠纷，第二是该纠纷没有及时进行解决。产生这种风险的原因可能与养老服务人员的素质、态度、环境等多种因素相关。

③市场风险。根据市场风险的内涵以及对A社区养老服务中心运作全流程的全面分析，市场风险分为需求不明确、服务提供商变更服务未通知、服务提供商无法提供现有的服务三个风险点。

A. 需求不明确。对老人及相关方的需求不明确，也是计划环节的一大风险因素，需求也是协同资源的问题之一，对需求的掌握和预测评估不准确，自然会降低运营的效率，甚至增加不必要的成本支出。

B. 服务提供商变更服务未通知。社区养老服务中心与服务提供商达成合作，服务提供商需按照协议的规定履行服务供应，否则，社区中心将面临一定的风险。服务提供商若私自变更服务，会影响到社区服务中心未能及时了解实况，对社区服务中心的计划以及评估执行都会造成误差。

C. 服务提供商无法提供现有的服务。当对全流程进行改进或整合时，有时会发现现有的服务提供商不能或暂时没有能力满足现有的客户服务需求，这会导致服务中断，服务流程滞后，影响效率，甚至危及老人健康。

④运营风险。根据运营风险的内涵以及对A社区养老服务中心运作全流程的全面分析，运营风险分为制定调整计划后传递延迟、响应缓慢、设计的服务方案不符合需求、服务设备故障、养老服务未能及时更新、忽视老人满意度导致不良后果、缺乏完善的客户反馈管理七个风险点。

A. 制定调整计划后传递延迟、响应缓慢。社区养老服务中心制定或者调整计划后，需要传递给服务的提供者，服务提供者也需要对制定的计划或调整的计划做出必要的响应。在这期间，传递的延迟性和响应的缓慢性就成了比较大的风险因素。产生这两个风险最主要的原因是计划管理的模式以及人为传递的流程不完善。

B. 设计的服务方案不符合需求。当设计的服务方案不符合需求时,会影响到社区服务中心的成本效率问题,及时有效地降低这层风险,有利于提高效率,降低成本。

C. 服务设备故障。在养老服务中心的运作流程中,养老服务设备出现故障是整合环节的风险之一,导致这一风险发生的原因主要是购买的设备存在质量问题、未按时按期进行设备维护和调试等。

D. 养老服务未能及时更新。养老服务提供者在服务并没有得到及时更新的情况下将服务提供给老人,会存在较多的安全和质量风险。一方面,该项服务很可能已经无法满足老人的实际需求;另一方面,该项服务改进后还未更新可能会继续保留原来的风险,这样的话,风险既未得到消除,又新增其他的风险。

E. 忽视老人满意度导致不良后果。在提供老人服务的过程中,如果忽视了老人满意度的问题,所允诺老人的服务可能会与老人预期产生差异,这样会产生一定的风险。例如:老人服务提供者未按照相应的服务标准和说明进行服务,忽略了老人的需求,可能会危及老人的健康安全。

F. 缺乏完善的客户反馈管理。社区养老服务中心缺乏有效的客户反馈管理机制,一定程度上会发生安全和质量相关的风险,客户反馈主要包括关于服务改进方面的反馈和投诉两大类。

⑤ 操作风险。根据操作风险的内涵以及对 A 社区养老服务中心运作全流程的全面分析,操作风险分为养老服务整合过量、服务环境不达标、新整合的养老服务未检验、养老服务人员未按要求执行服务、养老服务过程未能及时发现危害老人健康状况的信息、紧急医疗救助无法及时供应六个风险点。

A. 养老服务整合过量。在社区养老服务中心整合环节,会有供过于求的情况发生,例如设备过量发生闲置,这种情况和第一环节资源条件预测不准确是类似的,会造成资源的浪费,成本的上升。

B. 服务环境不达标。服务环境没有达到必要的要求水平,也是风险之一,例如设施不完整完善,环境卫生恶劣等。导致这种现象的原因主要是服务提供商没有反馈给社区服务中心必要的指导说明,或者是社区服务中心没有严格按照服务提供商要求的水平进行现场部署。

C. 新整合的养老服务未检验。对于养老服务进行更改和重新计划时,需要对该项服务进行有效性验证,否则未检验的服务可能会存在安全性等多方面的风险。

D. 养老服务人员未按要求执行服务。养老服务人员没有按照要求执行相关的服务,这可能会导致老人的健康安全得不到保障,或者老人接受的服务质量水平不达标。导致该风险发生的主要原因有两点,一是养老服务人员责任心的缺失,二是养老服务人员服务能力欠佳。

E. 养老服务过程未能及时发现危害老人健康状况的信息。养老服务具有一定的特殊性,在养老服务进行实际操作和执行的过程中,很容易暴露出影响老人健康的服务以及老人的健康问题也容易在服务过程中暴露出来。而这些问题并不能完全及时地被发现,主要是在于服务的特殊性以及养老服务人员的医疗素养并不是特别专业。

F. 紧急医疗救助无法及时供应。由于养老服务的特殊性,服务过程中会出现临时性服务无法及时供应的情况,例如紧急的医疗救助等。这种临时性的服务,和社区养老服务中心制定的服务方案有别,是服务提供者无法意识到的服务,但是临时紧急情况发生时,社区养老服务中心有责任协助专业医疗机构进行紧急救助工作。

(3) 合并风险因素集。针对风险识别的五大类风险以及 21 个细分风险因素,按照 A 社区养老服务中心运作流程进行重新分类,并采用德尔菲法对各风险因素对目标的影响进行分析。具体采用养老服务中心内外专家结合的评价数据获取方式,这样能够使评价结果更加客观。本次调查选取了内外部各五位从事养老服务行业的专业人士进行咨询调研,十位专家分别对 21 个风险因素影响最大的两个目标进行标记,根据调查数据的众数对影响最大的两个目标进行标记。

根据识别出来的风险与各运营流程相对应,分析各风险点对目标的影响大小,对影响较大的目标因素进行标记,汇总得到下表 4-3 合并的风险因素集合。

表4-3　A社区养老服务中心运作流程风险因素集合

流程	风险因素	风险类别	合规	安全	质量	成本	效率
计划	现有的资源条件高估	战略		✓			✓
计划	需求不明确	市场				✓	✓
计划	制定调整计划后传递延迟	运营			✓		
计划	制定调整计划后响应缓慢	运营			✓		✓
购买	选择服务提供商没有统一的标准	战略	✓			✓	
购买	选择服务提供商发生失误	战略	✓			✓	
购买	服务提供商变更服务未通知	市场		✓	✓		
购买	设计的服务方案不符合需求	运营		✓	✓		
购买	服务提供商无法提供现有服务	市场			✓		✓
购买	合同协议相关的风险	法律	✓			✓	
整合	养老服务整合过量	操作				✓	✓
整合	服务环境不达标	操作		✓	✓		
整合	服务设备故障	运营		✓	✓		
整合	新整合的养老服务未检验	操作	✓	✓			
操作	养老服务人员未按要求执行服务	操作		✓	✓		
操作	养老服务未能及时更新	运营			✓		
操作	忽视老人满意度导致不良后果	运营			✓	✓	
操作	未能及时发现危害老人健康状况的信息	操作	✓	✓			
操作	紧急医疗救助无法及时供应	操作		✓			✓
改进	缺乏完善的客户反馈管理	运营			✓		✓
改进	纠纷未能及时解决	法律				✓	✓

2. 风险评估

(1) 评估方法选择。由于此次研究的A社区养老服务中心所属行业具有一定的特殊性,综合考虑了几种分析方法,最终选择层次分析法来对风险进行评估。

层次分析法的主要优点如下:与其他定量的风险评估方法相比,层次分析法所需要的定量数据信息较少。层次分析法获取的定量信息具有一定的主观性,它主要来源于评估者对层次中的要素的专业理解和判断,所以,它与最初的判断者的主观思维具有很强的关联性。层次分析法在运用的过程中,首先是基于被调查者(往往是专家学者等)对问题要素的判断,判断的结果量化作为分析计算的依据,因此,层次分析法在数据量化获得上具有比较大的优势。层次分析法是一种系统性的分析方法,可以为决策判断提供依据。它将分析的对象进行系统性的分解,运用统计学的方法对结果进行量化,最后实现重要性的判断比较。层次分析法对结果的显示方面具有明确清晰的优势。

(2)建立层次结构模型。层次分析法是通过对分析对象的分解而建立一个反映整个分析决策的层次结构。具体是通过分析对象内部的从属关系对其进行分层次,同层次的不同元素对上一层的影响程度是不同的,同时它也对主因素层具有一定的影响。

首先,需要被调查者对各因素的重要性程度做出主观判断,并对其两两之间的相对重要性用数值进行确认,从而构建比较矩阵。假设上一层的元素 F_1 作为支配层,对下一层次元素 $f_{11}, f_{12}, \cdots, f_{1n}$ 有支配关系,就可以根据它们的相对重要性对 $f_{11}, f_{12}, \cdots, f_{1n}$ 相应的权重进行计算。一般来说,我们会通过调查获取相关的数据,调查对象也主要是选择对研究分析的领域具有深刻认识或从事这一领域的专家学者,他们提供的主观判断往往更具有参考价值。

由 n 个元素两两比较,得到矩阵 $f=(f_{ij})n \times n$。其中,f_{ij} 表示因素 i 和因素 j 对于目标重要值的相对数。通常情况下,构造出来的判断矩阵如下表 4-4:

表 4-4 判断矩阵形式

B_k	f_1	F_2	⋯	f_n
f_1	f_{11}	f_{12}	⋯	f_{1n}
f_2	f_{21}	f_{22}	⋯	f_{2n}
⋮	⋮	⋮	⋮	⋮
f_n	f_{n1}	f_{n2}	⋯	f_{nn}

在层次分析法中,第一步是将被调查者的主观判断转化为量化的具体数据,相应的含义和赋值原则如下表4-5所示:

表4-5 判断矩阵含义表

序号	重要性等级	f_{ij}赋值
1	ij两元素同等重要	1
2	i元素比j元素稍重要	3
3	i元素比j元素明显重要	5
4	i元素比j元素强烈重要	7
5	i元素比j元素极端重要	9
6	i元素比j元素稍不重要	1/3
7	i元素比j元素明显不重要	1/5
8	i元素比j元素强烈不重要	1/7
9	i元素比j元素极端不重要	1/9
10	两个相邻判断因素的中间值	2,4,6,8,1/2,1/4,1/6,1/8

以判断矩阵中的具体数据为依据对其最大特征根和特征向量进行计算,通过计算,可以得到不同元素之间的权重大小,从而可以判断其对上一层支配层元素的重要性程度。为了进行所有因素的排序和一致性检验,对判断矩阵最大特征根和特征向量的计算采用和积法。

首先对判断矩阵的每一列进行正规化处理:

$$\overline{f_{ij}} = \frac{f_{ij}}{\sum_{k=1}^{n} f_{kj}} (i,j=1,2,\cdots,n)$$

正规化处理以后,对每一列按行进行相加:

$$\overline{w_i} = \sum_{j=1}^{n} \overline{f_{ij}} (i=1,2,\cdots,n)$$

接着对向量$\overline{w}=(\overline{w_1},\overline{w_2},\cdots,\overline{w_n})^T$进行正规化处理:

$$w_i = \frac{\overline{w_i}}{\sum_{i=1}^{n} \overline{w_i}} (i=1,2,\cdots,n)$$

求得特征向量$w=(w_1,w_2,\cdots w_n)^n$,最后计算最大特征根λ_{max}。

$$\lambda_{\max} = \sum_{i=1}^{n} \frac{(AW)_i}{nW_i}$$

在层次分析法中,对最大特征根和特征向量进行计算以后,还需要对大于2阶的所有判断矩阵进行一致性检验,依据相关的原理,只有当除了最大特征根以外其他特征根都为0时,判断矩阵才具有一致性。由于研究对象是客观存在的,并且还具有多边性,所以判断矩阵可能会出现不一致的情况,尤其是在因素比较多的矩阵中,所以,对于一致性的检验是必不可少的,并且这只有在严格满足以下条件的情况下才成立:

$$f_{ii}=1; f_{ij}=\frac{1}{f_{ji}}; f_{ij}=f_{ik} \times f_{kj} (i,j,k=1,2,\cdots,n)$$

以上是满足判断矩阵具有一致性的条件。我们可以用 CI、RI、CR 这些指标来判断矩阵的一致性,另外,CI 是判断矩阵偏离一致性的指标,公式为:

$$CI = \frac{\lambda_{\max} - n}{n-1}$$

CR 是 CI 与同阶平均随机性指标 RI 之比,称为随机一致性比率,其公式为:

$$CR = \frac{CI}{RI}$$

当 $CR<0.1$ 时,结构表明判断矩阵具有较好的一致性,否则,需要调整判断矩阵进行重新计算分析。

(3)评估过程和结果分析。根据前文所述 A 社区养老服务中心各运作流程风险类别和 21 个风险因素构建如下表 4-6 所示的层次结构模型,本次评估采用专家咨询法,调查同样采用养老服务中心内外专家结合评价的数据获取方式,这样能够使评价结果更加客观。本次调查选取了内外部各五位从事养老服务行业的专业人士进行咨询调研,取十位专家的平均数据为本书所采纳的数据。

表4-6 A社区养老服务中心运作流程主要风险因素多级阶梯结构表

	流程	序号	风险因素
A社区养老服务中心运作流程风险评估	战略风险 F_1	1	f_{11} 现有的资源条件高估
		2	f_{12} 选择服务提供商没有统一的标准
		3	f_{13} 选择服务提供商发生失误
	法律风险 F_2	1	f_{21} 合同协议相关的风险
		2	f_{22} 纠纷未能及时解决
	市场风险 F_3	1	f_{31} 需求不明确
		2	f_{32} 服务提供商变更服务未通知
		3	f_{33} 服务提供商无法提供现有服务
	运营风险 F_4	1	f_{41} 制定调整计划后传递延迟
		2	f_{42} 制定调整计划后响应缓慢
		3	f_{43} 设计的服务方案不符合需求
		4	f_{44} 服务设备故障
		5	f_{45} 养老服务未能及时更新
		6	f_{46} 忽视老人满意度导致不良后果
		7	f_{47} 缺乏完善的客户反馈管理
	操作风险 F_5	1	f_{51} 养老服务整合过量
		2	f_{52} 服务环境不达标
		3	f_{53} 新整合的养老服务未检验
		4	f_{54} 养老服务人员未按要求执行服务
		5	f_{55} 未能及时发现危害老人健康状况的信息
		6	f_{56} 紧急医疗救助无法及时供应

通过层次分析法分析五类风险对A社区养老服务中心运作流程风险的影响的权重向量和二级风险因素对各个风险类别的权重向量,具体数据见表4-7至4-12。

表 4-7 主要风险判断矩阵

F	F_1	F_2	F_3	F_4	F_5
F_1	1	3	1/2	1/4	1/6
F_2	1/3	1	1/4	1/6	1/7
F_3	2	4	1	1/3	1/5
F_4	4	6	3	1	1/4
F_5	6	7	5	4	1

表 4-8 战略风险判断矩阵

F_1	f_{11}	f_{12}	f_{13}
f_{11}	1	1/2	1/3
f_{12}	2	1	1/2
f_{13}	3	2	1

表 4-9 法律风险判断矩阵

F_2	F_{21}	f_{22}
f_{21}	1	1/2
f_{22}	2	1

表 4-10 市场风险判断矩阵

F_3	f_{31}	f_{32}	f_{33}
f_{31}	1	4	1/2
f_{32}	1/4	1	1/7
f_{33}	2	7	1

表 4-11 运营风险判断矩阵

F_4	f_{41}	f_{42}	f_{43}	f_{44}	f_{45}	f_{46}	f_{47}
f_{41}	1	3	1/3	1/5	1/2	1/4	2
f_{42}	1/3	1	1/5	1/7	1/4	1/6	1/2
f_{43}	3	5	1	3	2	4	5
f_{44}	5	7	1/3	1	3	2	4

续表 4-11

F_4	f_{41}	f_{42}	f_{43}	f_{44}	f_{45}	f_{46}	f_{47}
f_{45}	2	4	1/2	1/3	1	1/4	3
f_{46}	4	6	1/4	1/2	4	1	2
f_{47}	1/2	2	1/5	1/4	1/3	1/2	1

表 4-12 操作风险判断矩阵

F_5	f_{51}	f_{52}	f_{53}	f_{54}	f_{55}	f_{56}
f_{51}	1	2	4	6	7	8
f_{52}	1/2	1	3	4	6	7
f_{53}	1/4	1/3	1	3	5	6
f_{54}	1/5	1/4	1/3	1	4	5
f_{55}	1/7	1/6	1/5	1/4	1	4
f_{56}	1/8	1/7	1/6	1/5	1/4	1

通过层次分析法，得到具体的特征向量和大于2阶的风险类别层的最大特征根分别是：

$F = (0.133, 0.061, 0.151, 0.260, 0.395)^T$

$\lambda_{max} = 4.034$

$F_1 = (0.032, 0.053, 0.048)^T$

$\lambda_{max} = 8.110$

$F_2 = (0.027, 0.034)^T$

$F_3 = (0.058, 0.011, 0.082)^T$

$\lambda_{max} = 5.234$

$F_4 = (0.016, 0.011, 0.135, 0.041, 0.022, 0.023, 0.012)^T$

$\lambda_{max} = 4.372$

$F_5 = (0.009, 0.032, 0.070, 0.052, 0.127, 0.105)^T$

$\lambda_{max} = 8.126$

根据最大特征根以及平均随机一致性指标，可以通过计算得到各个层级的随机一致性比率。主流程层对总目标层的从属性向量：

$CR_F = 0.039 < 0.10$

$CR_{F1}=0.079<0.10$

$CR_{F3}=0.090<0.10$

$CR_{F4}=0.053<0.10$

$CR_{F5}=0.042<0.10$

所有大于2阶的判断矩阵其一致性均符合 $CR<0.10$ 的标准。结合各个层次的权重向量得到 A 社区养老服务中心运作流程风险的总排序权值，见下表4-13：

表4-13 A社区养老服务中心运作流程风险因素总排序权值表1

风险	权重 F_i	风险因素	总排序权重 W_i	排序
战略风险	0.133	现有的资源条件高估	0.032	12
		选择服务提供商没有统一的标准	0.053	7
		选择服务提供商发生失误	0.048	9
法律风险	0.061	合同协议相关的风险	0.027	14
		纠纷未能及时解决	0.034	11
市场风险	0.151	需求不明确	0.058	6
		服务提供商变更服务未通知	0.011	20
		服务提供商无法提供现有服务	0.082	4
运营风险	0.260	制定调整计划后传递延迟	0.016	17
		制定调整计划后响应缓慢	0.011	19
		设计的服务方案不符合需求	0.135	1
		服务设备故障	0.041	10
		养老服务未能及时更新	0.022	16
		忽视老人满意度导致不良后果	0.023	15
		缺乏完善的客户反馈管理	0.012	18
操作风险	0.395	养老服务整合过量	0.009	21
		服务环境不达标	0.032	13
		新整合的养老服务未检验	0.070	5
		养老服务人员未按要求执行服务	0.052	8
		未能及时发现危害老人健康状况的信息	0.127	2
		紧急医疗救助无法及时供应	0.105	3

依据风险因素划分以及层次分析法的结果,将 A 社区养老服务中心运作流程的风险分为三个级别:重大风险、次要风险和一般风险三个级别,如下表 4-14 所示:

表 4-14 风险级别分析结果

风险级别	权重大小 W_i	风险
重大风险	$W_i \geqslant 0.25$	运营风险、操作风险
次要风险	$0.1 \leqslant W_i < 0.25$	战略风险、市场风险
一般风险	$W_i < 0.1$	法律风险

按照流程进行重新分类的结果如下表 4-15:

表 4-15 A 社区养老服务中心运作流程风险因素总排序权值表 2

流程	权重 F_i	风险因素	总排序权重 W_i	排序
计划	0.117	现有的资源条件高估	0.032	12
		需求不明确	0.058	6
		制定调整计划后传递延迟	0.016	17
		制定调整计划后响应缓慢	0.011	19
购买	0.356	选择服务提供商没有统一的标准	0.053	7
		选择服务提供商发生失误	0.048	9
		服务提供商变更服务未通知	0.011	20
		设计的服务方案不符合需求	0.135	1
		服务提供商无法提供现有服务	0.082	4
		合同协议相关的风险	0.027	14
整合	0.152	养老服务整合过量	0.009	21
		服务环境不达标	0.032	13
		服务设备故障	0.041	10
		新整合的养老服务未检验	0.070	5
操作	0.329	养老服务人员未按要求执行服务	0.052	8
		养老服务未能及时更新	0.022	16
		忽视老人满意度导致不良后果	0.023	15
		未能及时发现危害老人健康状况的信息	0.127	2
		紧急医疗救助无法及时供应	0.105	3

续表 4-15

流程	权重 F_i	风险因素	总排序权重 W_i	排序
改进	0.046	缺乏完善的客户反馈管理	0.012	18
		纠纷未能及时解决	0.034	11

根据分析结果，运营风险和操作风险为重大风险，次要风险为战略风险和市场风险，而法律风险为一般风险。A 社区养老服务中心运作流程存在的风险来源于计划、购买、整合、操作、改进五个流程，五个流程的风险排序依次为购买、操作、整合、计划、改进。21 个具体风险因素中，设计的服务方案不符合需求、未能及时发现危害老人健康状况的信息、紧急医疗救助无法及时供应、服务提供商无法提供现有服务、新整合的养老服务未检验这五个风险因素占据的权重排在前五位，对社区养老服务中心运作流程的影响重要性程度最高。

3. 风险应对

根据识别和评估的风险，分别进行风险应对。

(1) 战略风险应对。

① 现有的资源条件高估。针对现有资源条件高估产生的风险，可以从三个方面进行风险应对：一是制定备选服务商方案，在现有的服务商能力高估而无法满足社区养老服务中心正常服务运作的时候，采取切换服务商的方案；二是采用阶段性的计划，而不是采用长期计划，定期进行重新评估和重新计划，提高准确性；三是建立专门的专家小组对服务设备设施和能力进行专业的评估。

② 服务提供商选择的风险。首先，当社区养老服务中心对服务提供商的选择无法做出专业标准的判断时，可以适当地委托专业的第三方对服务提供商进行选择和审查，为防止选择失误，还可以设置审核小组，建立全面的审核检查表，全方位地进行审核；其次，社区中心可以建立服务提供商考察机制，定期对服务提供商的服务提供情况以及老人满意度等进行考核；最后，设立完善的服务提供商替代库，对无法满足相应服务的提供商，进行及时的更换，保证关键服务的有效实施。

(2) 法律风险应对。

① 合同协议相关的风险。合同协议在签订时,要有专业的法律人员进行指导,在选择提供商时,将诚信纳入选择条件之一,选择诚信可靠的合作伙伴。

② 养老服务过程中产生的纠纷未能及时解决。当纠纷在一定时限内得不到解决时,应当由社区服务中心的管理人员出面处理客户纠纷,社区服务中心可以建立完善的客户纠纷处理程序,当客户不满意时,可以直接向有关负责纠纷的责任人进行投诉。

(3) 市场风险应对。

① 需求不明确。针对该风险因素,最主要的风险管理对策是对老人及其相关方的需求进行不断地更新改进,定期对相关需求进行重新调查和预测,社区服务中心管理人员基于老人的需求可以采用"预订购"的机制,方便服务提供商提前明确方向,减少真正需求信息不明确或者延缓带来的供应不足。同时,也可以成立专业小组进行调研和分析。

② 服务提供商变更服务未通知。针对这一风险,社区养老服务中心必须建立必要的惩罚机制,与服务提供商达成一致的协议,防止其随意变更服务,需要明确的是,服务方案的设计和执行必须得到社区服务中心的参与和监督执行。

③ 服务提供商无法提供现有的服务。制定备选服务商方案,在现有的服务提供商无法满足社区养老服务中心客户的需求时,采取切换服务商的方案,及时切换到符合条件的提供商。

(4) 运营风险应对。

① 制定调整计划后传递延迟、响应缓慢。依据计划模式和人为传递流程不完善这两个产生风险因素的源头,可以总结出该环节风险管理具体的应对措施。首先,建立计划传递的追踪机制和反馈机制,确保计划进行传递时,需要得到服务提供者或其他接受计划的部门人员的及时确认,同时,服务提供商还需要定期向社区服务中心管理人员确认当期计划的更改情况;其次,增加多环节检查和审核,在信息交互层面设立绩效考核,减少人为过错的可能性。

② 设计的服务方案不符合需求。当存在设计的服务方案不符合需求

这一风险时,中心应当建立服务即时反馈搜集机制,当出现服务与需求存在一定程度的不匹配时,及时进行服务方案的修改和完善。

③ 服务设备故障。制定定期设备检查方案,定期进行设备维护和调试;在提供服务前,对设备进行大致的检查记录。

④ 养老服务未能及时更新。对现有的服务要进行更新检查,验证其安全性和舒适性,保证该项服务对老人无不良效果,建立完善有效性更新验证管理流程,保证服务在得到更新验证有效安全后才推出。

⑤ 忽视老人满意度导致不良后果。重视老人满意度的反馈,根据老人满意度和需求情况,选择服务更新抑或是服务商替代。同时,在服务推出或者更新时,邀请老人参与其有效性验证,保障服务的准确性和安全性。

⑥ 缺乏完善的客户反馈管理。针对缺乏有效完善的客户反馈管理产生的风险,可以从两个方面进行风险应对,一是针对服务改进建立客户关系维护小组,由非服务人员对客户的反馈建议进行汇总分类给相关人员改进落实;二是针对客户投诉建立绩效考核指数,将投诉率作为绩效考核的参考依据,从而引起服务人员的重视。

(5) 操作风险应对。

① 养老服务整合过量。对于这种风险因素,和第一环节类似,也可采用以下对策:一是采用阶段性的整合计划,而不是采用长期计划,定期进行重新评估和重新整合,提高准确性;二是建立专门的专家小组对服务设备设施和能力进行专业的评估。

② 服务环境不达标。对于服务环境不达标的风险,主要的风险对策有:制定描述清晰的指导说明书,对环境和设备的需求清晰明确;同时,设立检查小组和制作完善的检查表,对环境设备进行二次检查。

③ 新整合的养老服务未检验。对现有的服务要进行修复性检查,验证其安全性和舒适性,保证该项服务对老人无不良效果,建立完善有效性验证管理流程,保证服务在得到验证有效安全后才推出。

④ 养老服务人员未按要求执行服务。针对养老服务人员责任心不足方面,可以建立必要的绩效考核体系,同时需要对服务人员进行教育引导,激励服务人员加强其责任意识。另外,还可以建立及时的客户反馈机制,在服务未按要求进行或者质量不达标的情况下,老人可以对该现象进

行投诉反馈。针对养老服务人员能力欠佳的原因,应当对养老服务人员进行集中培训,包括岗前培训和在岗发展培训等,提高服务人员专业素质。

⑤ 养老服务过程未能及时发现危害老人健康状况的信息。针对在养老过程中无法及时发现危害老人健康状况信息的情况,有以下几种风险应对和监督方式:一是社区养老服务中心可以提供类似于平安钟之类的可以由老人随身携带的应急报警装备;二是对于服务人员而言,应当加强对养老服务人员的专业培训和健康知识、医疗知识素养的提升;三是安排专员对老人的健康状态进行周期性的检查,同时对不同健康状态的老人进行分级管理。

⑥ 紧急医疗救助无法及时供应。对于紧医疗救助无法及时供应的风险,可以与周边医院建立合作关系,建立紧急医疗联络通道,出现紧急医疗状况时提供紧急援助。

(四)风险信息、沟通和报告

1. 风险信息对策

在对 A 社区养老服务中心运作全流程风险因素提出管理对策后,再以风险评估的重要性程度向 A 社区养老服务中心管理现状提出一些具体的针对性风险信息对策。

(1)建立多个服务提供商的新模式。由单一的服务提供商提供整个社区养老服务中心的服务,产生了比较大的风险和问题,除了现有合作的服务提供商以外,可以引入其他的专业服务提供商,建立备选的提供商管理机制。这样做的目的在于:

第一,保证服务的稳定供应,当主服务提供商出现供应不足或者主服务提供商的服务出现安全风险时,可以切换到备选服务提供商;

第二,提升服务质量,引入多家服务提供商,打破原有的垄断,使得服务提供商自觉提升服务质量。

(2)建立标准化的服务模式。目前社区养老服务中心提供的服务已经具有类别多样、服务内容多样的特征,在这种情况下,服务标准得不到统一是当前社区服务中心面临的巨大风险之一。因此,建立每项服务的标准模式和说明变得十分必要,服务人员必须按照标准提供服务,老人也可以根据标准对接受的服务情况进行反馈和投诉。

对服务内容和流程进行标准化,使得运作的风险降低。可以按照服务的种类进行归类,对每一种服务建立一项标准化的"服务说明书",列出服务的注意要点、细节以及建议内容,作为标准的参照,用以减少服务中出现的问题。

(3) 着重关注安全风险因素。社区养老服务中心的风险管理与其他机构或组织之间比较大的差异,就在于行业特殊性和服务对象的特殊性。养老行业提供服务的对象主要是老人,服务的提供与老人的健康安全息息相关,在风险识别和评估环节已经发现,有十几项风险因素是与安全直接相关的,所占的重要性权重也比较大,安全引发的风险因素尤其值得关注,需要在风险管理的过程中着重优先关注。

2. 建立风险信息系统

A社区养老服务中心需要建立全面风险管理信息系统,设计的A社区养老服务中心全面风险管理信息系统具体分为三个子系统,分别是风险信息收集系统、沟通协调系统及信息化反馈控制系统。

(1) 风险信息收集系统。主要负责搜集所有与A社区养老服务中心的风险管理工作相关的信息资料,通过信息分析,识别风险,制定相应的风险应对策略。

(2) 沟通协调系统。针对A社区养老服务中心内部,需要保障信息沟通有效,管理决策层能及时把控所需信息并采取行动。

(3) 信息化控制系统。加快建设风险管理信息化、智能化控制系统,将信息收集系统采集的风险数据,利用互联网、信息化技术提高风险自动控制的水平。

(五) 监控风险管理效果

在对前四个要素进行分析研究以后,下文主要是对A社区养老服务中心运作流程的风险管理监控进行设计,如图4-9,以目标、风险、流程、控制四个维度为基础,监控全面风险管理体系。

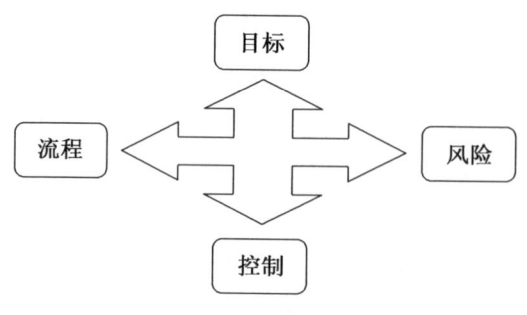

图 4-9 风险管理四维度

1. 监控风险管理四维度

A 社区养老服务中心运作流程风险管理系统，是以目标、风险、流程、控制四个维度为基础组成的一个统一体，它们之间具有一一对应关系，将四个维度共同组成一个整体框架，用来应对 A 社区养老服务中心运作流程的风险管理工作。

（1）目标，是组织发展的方向和动力，是个人、集体所希望达到的美好成果，是整个组织不断发展前进的精神力量。科学的目标设定可以为组织、企业等指引发展方向，能够增强内部凝聚力，能够有效地激励组织成员，促进组织的良好健康发展。对于 A 社区养老服务中心来说，其目标就是保证社区服务中心运作合法合规、保证社区服务中心运作和服务的安全、提升社区服务中心服务质量、降低社区服务中心的成本支出、提高社区服务中心运作效率。

（2）风险，主要是组织目标和实际运营情况之间的差异的不确定性。风险的含义主要是体现在收益和成本的不确定性两个方面。风险存在于组织运营的方方面面，是影响组织良好发展的制约因素，可能会带来不同程度的损失，做好风险管理相关工作对组织的健康发展具有深远的意义。A 社区养老服务中心各流程的风险具有多样性，涉及安全、质量、法律、运营、财务等多个层面。

（3）流程，是指组织为实现其主要目标进行的主要活动的执行顺序以及先后顺序的安排。对流程的安排，主要在于掌握活动的目标、具体内容、先后顺序、人员安排等。A 社区养老服务中心主要是为社区老年人提供养老服务需求,其主要的运作流程包括了依据供需制定养老服务计划,依据服务质量需求确定服务提供商、服务排程、环境布置的整合,服务提供商执行服务、满意度反馈,依据服务反馈信息改进。

(4)控制,是组织保障流程正常运作,降低运营过程中的风险,保障目标实现的管理措施。控制的内容包括各项标准的建立,具体岗位的设置,计划的安排等多种形式。A社区养老服务中心最重要的控制措施在于关注安全风险,建立多个服务提供商备选机制,实现服务标准化。

2. 四维度之间的关系

(1)目标与流程的关系。目标,是个人、集体所希望达到的美好成果,是组织发展的方向。一个组织从管理人员到职能层的小员工,都需要围绕着组织的目标方向去奋斗。目标是需要分解的,目标可以按照业务流程来进行分解。组织管理层的目标是战略层面上的,分解到业务流程上,就是具体的目标,具体目标是以战略目标为导向的,总目标需要依靠每一个业务流程的具体目标来实现。

(2)目标和风险的关系。风险,主要是组织目标和实际运营情况之间的差异的不确定性。风险存在于组织的方方面面,影响目标实现的不确定的事件,即为风险。然而,风险对于目标实现而言,具有正反两方面的影响,分为机会风险和纯粹风险。风险的不确定性导致组织目标无法实现的是纯粹的风险,风险也有正面的,能为组织带来价值的提升。

(3)风险和流程的关系。流程,是指组织为实现其主要目标进行的主要活动的执行顺序。风险考验按照业务流程进行识别和细分,每一个流程都存在着不同的风险,风险对各个流程的影响程度也是不同的。

(4)控制和风险的关系。控制,是组织保障流程正常运作,降低运营过程中的风险,保障目标实现的管理措施。往往组织在业务流程的基础上识别了具体的风险以后,需要视风险的重要性程度做出相应的对策控制,实现组织的健康良好发展。

3. 风险管控地图的建立

通过实现目标、流程、风险与控制的全对接,已经可以实现监控全系统的框架,四个维度可以实现一一对应关系,形成如下图4-10所示的风险管控地图,该系统可以实现对A社区养老服务中心运作流程全方位的监控和管理。

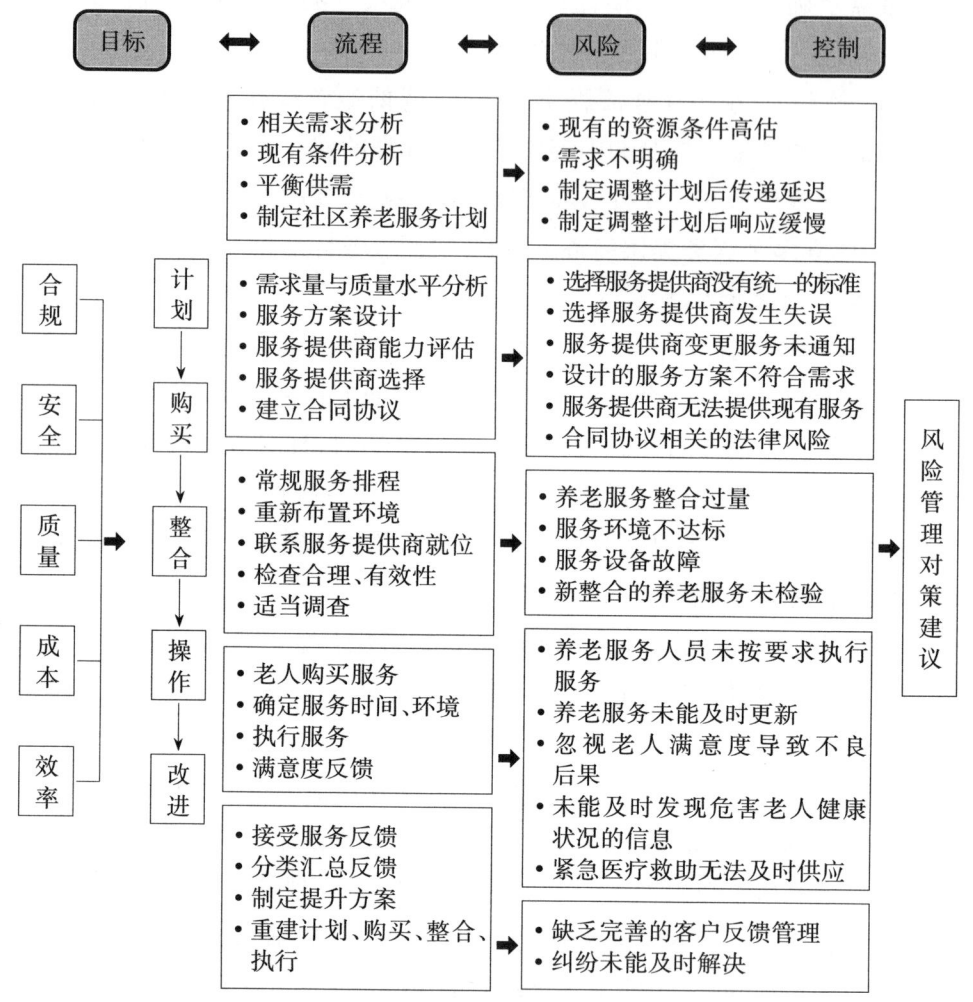

图 4-10 A 社区养老服务中心风险管控地图

A 社区养老服务中心风险管理系统的建立实现了养老服务中心目标维度、风险维度、流程维度和控制维度的一一对接,实现了全面风险管理多个维度系统化的监控体系,对社区养老服务中心具有一定的实际意义。

该管理系统最大的优点在于管理全面,方便调整。上文对 A 社区养老服务中心运作全流程中的风险进行一一识别、评估,并提出了具体的风险管理对策,以及针对A社区养老服务中心的具体化应用,风险管理涉及流程所有方面。在此基础上,建立更为全面的系统,以便于对变化的情况及时做出调整,管理人员对于风险改变也具有全局性。

四个维度之间的对应,显示出各个维度之间联系的紧密性和协调性,整个社区养老服务中心的全流程、风险和控制都在系统之内,形成了一个有机的整体。

参考文献

[1] Ainsworth. Planning and measurement in your organization of the future[J]. Industrial Engineering and Management,1989.

[2] Al-Thuneibat A A, Al-Rehaily A S, Basodan Y A. The impact of internal control requirements on profitability of Saudi shareholding companies[J]. International Journal of Commerce and Management, 2015,(25): 196-217.

[3] Alshamsan R, Millett C, Majeed A, et al. Has pay for performance improved the management of diabetes in the United Kingdom?[J]. Primary Care Diabetes,2010, 4(2): 73-78.

[4] Ammi M, Fortier G. The influence of welfare systems on pay-for-performance programs for general practitioners: A critical review[J]. Social Science & Medicine, 2017,178:157-166.

[5] Ayvaz E, Pehlivanl D. The use of time driven activity based costing and analytic hierarchy process method in the balanced scorecard implementation[J]. International Journal of Business & Management, 2011, 6(3):201-252.

[6] Bernardin H J, Beatty R W. Performance appraisal: Assessing human behavior at work[M]. Boston: Kent Publishers,1984.

[7] Brumbrach. Performance management[M]. London: The Cronwell Press, 1988.

[8] Campbell J P, McCloy R A, OPPler, et.al. A theory of performance in personal selection in organizations[M]. San Franciseco: Jossey-Bass,1993, 35-70.

[9] Campbell S M, Reeves D, Kontopantelis E, et al. Effects of pay for

performance on the quality of primary care in England [J]. New England Journal of Medicine, 2009, 361(4): 368-378.

[10] Camponovo E J. The business of radiology: Cost accounting [J]. Journal of the American College of Radiology Jacr, 2004, 1(8):567.

[11] Cardinaels E, Labro E. On the determinants of measurement error in time-driven costing[J]. Social Science Electronic Publishing, 2008, 83(3): 735-756.

[12] Casualty Acturial Society Enterprise Risk Management Committee, Overview of Enterprise Risk Management [R]. 2003.

[13] Chan Y C. Improving hospital cost accounting with activity-based costing[J]. Health Care Manage Rev, 1993, 18(1): 71-77.

[14] Chiang B. Estimating nursing costs - a methodological review [J]. International Journal of Nursing Studies, 2009, 46(5):716.

[15] Cooper R, Kaplan R S. Measure costs right: Make the right decisions [J]. Harvard Business Review, 1988, 66(5): 96-113.

[16] Cornejo-Ovalle M, Brignardello-Petersen R, Pérez G. Pay-for-performance and efficiency in primary oral health care practices in Chile [J]. Revista Clínica de Periodoncia, Implantología y Rehabilitación Oral, 2015,8(1): 60-66.

[17] COSO Ⅱ. Enterprise risk management-integrated framework [J]. Committee of Sponsoring Organizations of the Treadway Commission, 2004.

[18] Costello. Performance management assessing human behavior at work[M]. Boston: Kent Publisher, 1994.

[19] Demeere N, Stouthuysen K, Roodhooft F. Time-driven activity-based costing in an outpatient clinic environment: Development, relevance and managerial impact[J]. Health Policy, 2009, 92(2-3): 296-304.

[20] Donovan C J, Hopkins M, Kimmel B M, et al. How Cleveland clinic used TDABC to improve value[J]. Healthcare Financial Management

Journal of the Healthcare Financial Management Association, 2014, 68(6):84 - 8.

[21] Doran T, et al. Effect of financial incentives on incentivised and non-incentivised clinical activities: longitudinal analysis of data from the UK Quality and Outcomes Framework[J]. BMJ, 2011,342:d3590.

[22] Florio C, Leoni G. Enterprise risk management and firm performance: The Italian case[J]. British Accounting Review, 2016, 49(1): 56 - 74.

[23] Helmi M A, Tanju M N. Activity-based costing may reduce costs, aid planning [J]. Healthcare Financial Management Journal of the Healthcare Financial Management Association, 1991, 45 (11): 95 - 6.

[24] Henmikus W P, Waters P M, Bae D S, et al. Inside the value revolution at Children's Hospital Boston: time-driven activity-based costing in orthopaedic surgery [J]. The Hanvard Orthopaedic Journal, 2012, 14(2):13 - 18.

[25] Herman R D, Renz D O. Theses on nonprofit organizational effectiveness[J]. Nonprofit & Voluntary Sector Quarterly, 1999, 28 (2): 107 - 126.

[26] Hoozée S, Bruggeman W. Identifying operational improvements during the design process of a time-driven ABC system: The role of collective worker participation and leadership style[J]. Management Accounting Research, 2010, 21(3): 185 - 198.

[27] Hoozée S, Vermeire L, Bruggeman W. A risk analysis approach for time equation-based costing[J]. 2009.

[28] Kaplan R S, Anderson S R. The innovation of time-driven activity-based costing [J]. Journal of Cost Management, 2007, 21 (11): 5 - 15.

[29] Kaplan R S, Anderson S R. Time-driven activity-based costing[J]. Harvard Business Review, 2004, 82(11):131.

[30] Kaplan R S, Norton D P. The balanced scorecard - measures that drive performance[J]. Harvard Business Review, 1992, 70(1):71.

[31] Kaplan R S. Strategic performance measurement and management in nonprofit organizations[J]. Nonprofit Management and Leadership, 2001, 11(3): 353-370.

[32] Kaplan R S. The strategy-focused organization: how balanced scorecard companies thrive in the new business environment[M]. Boston:Harvard Business School Press, 2001.

[33] Kaplan R S, Norton D P. Executive premium: Linking strategy to operations for competitive advantage[M]. Boston: Harvard Business Press, 2008.

[34] Kaplan R S, Norton D P. The balanced scorecard: translating strategy into action[M]. Boston: Harvard Business Press, 1996.

[35] Kont K. New cost accounting models in measuring of library employees' performance[J]. Library Management, 2011, 33(1/2): 50-65.

[36] Kristian Kallenberg. The role of risk in corporate value: A case study of the ABB asbestos litigation[J]. Journal of Risk Research, 2007, 10(8): 1007-1025.

[37] Lester H, et al. Implementation of pay for performance in primary care: a qualitative study 8 years after introduction [J]. Br J Gen Pract, 2013,63(611): e408-e415.

[38] Li X, Lu J, Hu S, et al. The primary health-care system in China [J]. The Lancet, 2017, 390(10112): 2584-2594.

[39] Liao J M, Navathe A S. Paying for performance: money, motivation, and uncertainty[J]. The Lancet,2016,387(10022): 936-937.

[40] Liberman A, Rotarius T. A new cost allocation method for hospital-based clinical laboratories and transfusion services: implications for transfusion medicine[J]. Transfusion, 2005, 45(10): 1684-1688.

[41] Lisa Meulbroek. Integrated Risk Management for the Firm: A Senior Management's Guide [R]. Harvard Business School Working Papers, 2002.

[42] Macdonald L K. A patient-specific approach to hospital cost accounting[J]. Health Services Research, 1973, 8(2):102.

[43] Michael R. Just how effective is your internal control[J]. Journal of Corporate Accounting & Finance, 2014, (06): 29-33.

[44] Palvalin M, Vuolle M, Jääskeläinen A, et al. SmartWoW-constructing a tool for knowledge work performance analysis [J]. International Journal of Productivity & Performance Management, 2015, 64(4): 479-498.

[45] Patricia Everaert, Werner Bruggeman, Gertjan De Creus. Sanac Inc.: From ABC to time-driven ABC (TDABC)-An instructional case [J]. Journal of Accounting Education, 2008, 26(3): 118-154.

[46] Peter Forstmoser, Nikodemus Herger. Managing reputational risk: A reinsurer's view[J]. The Geneva Papers on Risk and Insurance-Issues and Practice, 2006, 31(3): 409-424.

[47] Ritchie W J, Kolodinsky R W. Nonprofit organization financial performance measurement: An evaluation of new and existing financial performance measures [J]. Nonprofit Management & Leadership, 2003, 13(4): 367-381.

[48] Hoyt R E. Liebenberg A P. The Value of Enterprise Risk Management: Evidence from the U.S. Insurance Industry[R]. The Society of Actuaries, 2008.

[49] Rogers. An exploratory study of performance measurement systems and relationships with performance results[J]. Journal of Options Management, 2004, 22: 219-232.

[50] Roland M. Linking physicians' pay to the quality of care - a major experiment in the United Kingdom[J]. N Engl J Med, 2004, 351: 1448-1454.

[51] Roland M, Olesen F. Can pay for performance improve the quality of primary care? [J]. BMJ, 2016,354: i4058.

[52] Ryan A M, Krinsky S, Kontopantelis E, et al. Long-term evidence for the effect of pay-for-performance in primary care on mortality in the UK: a population study [J]. The Lancet, 2016, 388(10041): 268-274.

[53] Sahoo C K, Mishra S. Performance management benefits organizations and their employees[J]. Human Resource Management International Digest, 2012, 20(6): 3-5.

[54] Serumaga B, et al. Effect of pay for performance on the management and outcomes of hypertension in the United Kingdom: interrupted time series study[J]. BMJ, 2011, 342: d108.

[55] She-I Chang, I-Cheng Chang, Hsing-Jung Li, Tsung-Han He. The study of intelligent manufacturing internal control mechanism by using a perspective of the production cycle[J]. Journal of Industrial and Production Engineering, 2014, 31(3): 119-127.

[56] Szychta A. Time-driven activity-based costing in service industries [J]. Social Sciences/Socialiniai Mokslai, 2010.

[57] Tommie S. Stop fraud cold with powerful internal controls [J]. Journal of Corporate Accounting & Finance, 2012, (04): 29-39.

[58] Wolf T. Managing a nonprofit organization in the twenty-first century[M]. Simon & Schuster, 1999.

[59] Wu H Y, Lin Y K, Chang C H. Performance evaluation of extension education centers in universities based on the balanced scorecard[J]. Eval Program Plann, 2011, 34(1):37-50.

[60] Zangoueinezhad A, Moshabaki A. Measuring university performance using a knowledge-based balanced scorecard[J]. International Journal of Productivity & Performance Management, 2011, 60(8):824-843.

[61] Zhijun Lin, Zengbiao Yu, Zhang L. Performance outcomes of balanced scorecard application in hospital administration in China[J].

China Economic Review, 2014, 30:1-15.

[62] 安迪·尼利,克里斯·亚当斯,迈克·肯尼尔利. 战略绩效管理:超越平衡计分卡[M]. 电子工业出版社,2004.

[63] 保罗·R.尼文. 政府及非营利组织平衡计分卡:如何设计科学的政绩评价体系[M]. 北京:中国财政经济出版社,2004.

[64] 鲍玉荣,朱士俊,张铎,等. 作业成本法实施中作业成本核算研究[J]. 中华医院管理杂志,2005,21(2):100-101.

[65] 常广明,王硕,孟德昕,魏洪娟,罗庆东,樊超,张淑娥,赵晓雯,孙涛. 全科医生离职倾向水平及影响因素研究[J]. 中国全科医学,2016,19(25):3008-3012.

[66] 常丽. 公共绩效管理框架下的政府财务绩效报告体系构建研究[J]. 会计研究,2013(8):10-16.

[67] 陈力楠. 时间驱动作业成本法在医院的应用研究[J]. 财会通讯:理财版,2007(6):82-83.

[68] 程敏,田军. 社区卫生服务中心员工绩效考核方法研究[J]. 中国全科医学,2012,15(31):3581-3585.

[69] 崔茜. M房地产公司税务风险管理研究[D]. 重庆:重庆理工大学,2014.

[70] 邓国胜. 事业单位治理结构与绩效评估[M]. 北京大学出版社,2008.

[71] 丁红娟,史健勇,于洪帅. 上海市松江区社区卫生服务中心绩效评价指标体系评估[J]. 公共卫生与预防医学,2013,24(06):114-115.

[72] 董雅丽,李长坤. 基于时间与作业成本的物流成本核算模型与方法[J]. 华东经济管理,2008,22(8):121-124.

[73] 杜书伟. 公立医院绩效考核与管理研究探析[J]. 中国卫生经济,2010,29(3):75-77.

[74] 方红星,陈作华. 高质量内部控制能有效应对特质风险和系统风险吗?[J]. 会计研究,2015,(04):70-77+96.

[75] 付亚和,许玉林. 绩效管理(第三版)[M]. 上海:复旦大学出版社,2014.

[76] 葛人炜,李林贵,孙强,等. 作业成本法在医院成本核算中的应用探讨

(中)[J]. 中国卫生经济,2006,26(10):60-62.

[77] 葛文钰. 社区居家养老服务调查与思考[J]. 中国统计,2010,(11):50-52.

[78] 顾文娟,葛小锚,刘奉丹,陈旻红. 社区卫生服务中心从业人员的工作满意度及其影响因素研究[J]. 中国全科医学,2012,15(01):22-25.

[79] 管永昊,贺伊琦,赵婷婷. 基于内部控制框架的我国税收执法风险影响因素研究[J]. 审计研究,2015,(06):53-59.

[80] 郭永瑾,朱燕刚,罗力,等. 以公益为核心的公立医院绩效考核指标体系构建研究[J]. 解放军医院管理杂志,2013,20(5):417-420.

[81] 韩琤琤,冯亿,刘向红,张跃红,马春红,张延芳,路琦,刘菊红,张磊,周爱生,赵建功. 德胜社区卫生服务中心实行绩效考核与分配制度对社区卫生机构激励的效果分析[J]. 中国全科医学,2009,12(01):71-74.

[82] 韩国薇. 市场经济体制下中国企业内部控制发展及对策建议分析[J]. 中国内部审计,2013,(06):33-35.

[83] 胡云松. 税收风险管理的范畴与控制流程[J]. 税务研究,2010,(11):72-75.

[84] 黄成礼,朱微微. 以时间驱动作业成本法核算病人护理成本方法探索[J]. 中国医院管理,2009,29(2):60-62.

[85] 黄浩,黄仕春,钟珍,徐良玉. 以公共卫生服务为导向的社区健康服务绩效管理模式探讨[J]. 中国全科医学,2014,17(34):4049-4051+4069.

[86] 黄晓梅. PPP模式应用于养老机构的风险研究分析[J]. 市场研究,2016,(06):25-28.

[87] 贾洪波,王清河. 医疗保障按绩效付费方式的文献综述[J]. 中国卫生经济,2015,34(03):26-28.

[88] 贾洪波,王清河. 医疗保障按绩效付费运行方式探究[J]. 价格理论与实践,2016(05):35-39.

[89] 江其玟,戚枫茗. 公立医院时间驱动作业成本管理体系研究[J]. 中国卫生经济,2015,34(11):87-89.

[90] 江苏省审计学会课题组,金海江,崔伦刚,等.国家审计与政府绩效管理[J].审计研究,2012(2):41-45.

[91] 江燕娟.论社区养老服务资源的整合[J].社会福利(理论版),2014,(03).

[92] 蒋易芬,蒲川,张力.我国基层医疗卫生机构绩效考核研究的文献分析[J].中国全科医学,2016,19(25):3023-3027.

[93] 李春晖,方龙,胡靖琛,等.公立医院绩效评价指标体系及应用[J].中国卫生统计,2013,30(2):267-269.

[94] 李婕.基于ERM框架的担保企业内部控制应用研究[D].四川:西南财经大学,2013.

[95] 李丽阳.基于ERM框架的H公司风险管理体系构建研究[D].兰州:兰州财经大学,2017.

[96] 李明毅.时间驱动作业成本法例解[J].财会通讯,2005(10):27-27.

[97] 李维安,戴文涛.公司治理、内部控制、风险管理的关系框架——基于战略管理视角[J].审计与经济研究,2013,28(04):3-12.

[98] 李晓森,魏力,付旻,等.以公益性为导向公立医院绩效评价指标体系构建[J].中国卫生政策研究,2014,7(6):16-21.

[99] 李永斌,王芳,刘利群,丁雪,陈永超,周巍,胡同宇.社区卫生服务机构医务人员对绩效工资制度实施的满意度和反应性分析[J].中国卫生事业管理,2013,30(03):172-175+215.

[100] 梁文涛,张建峰.风险管理理论探微[J].中国商贸,2009,(09):75-76.

[101] 林伟良,杜丽君.宁波市江东区白鹤街道社区卫生服务中心"有效工时"绩效考核分配制度的探索与思考[J].中国全科医学,2012,15(07):820-823.

[102] 刘春蕾.基于经济增加值(EVA)的时间驱动作业成本法的研究[J].中国证券期货,2013(9):264-264.

[103] 刘浩,许楠,时淑慧.内部控制的"双刃剑"作用——基于预算执行与预算松弛的研究[J].管理世界,2015,(12):130-145.

[104] 刘继霞,欧阳伟,肖立新,杨志云,常利杰,赵怡辰.基于服务当量值的

社区卫生服务岗位绩效管理的实践探索与效果评价[J].中国全科医学,2017,20(22):2698-2702.

[105] 刘均刚,孙明禄,李侠.审计机关绩效管理的探索与实践[J].审计研究,2013(4):28-32.

[106] 刘立峰.养老社区发展中的问题及对策[J].宏观经济研究,2012,(01):29-32+66.

[107] 刘彤,滕春贤.时间驱动作业成本法下的家电供应链成本核算[J].财会月刊,2013(8).

[108] 刘运国,黄芳.BSC在医院绩效评价中的应用研究——基于广东ZY医院的案例[J].财会通讯,2011(31):9-14.

[109] 柳树立.某社区卫生服务中心绩效考核的实践探讨[J].中国全科医学,2011,14(28):3212-3215.

[110] 陆锋.基于风险评估的G养老机构社会责任内部控制研究[D].广西:广西大学,2016.

[111] 罗丹.养老机构风险管理研究——基于内部控制体系建设的视角[J].中国市场,2017,(14):113-115.

[112] 马晓峰.公立医院绩效管理指标体系构建[J].解放军医院管理杂志,2012,19(7):608-609.

[113] 孟庆祥.企业内部控制与风险管理的融合[J].管理工程师,2012,(03):12-14.

[114] 苗阳.PPP模式应用于养老机构的风险分担研究[J].价值工程,2016,35(10):26-28.

[115] 闵亨锋.基于时间驱动作业成本法下的物流成本核算[J].物流科技,2007,30(6):93-95.

[116] 裴学增.时间驱动作业成本法下闲置生产能力管理研究[J].会计之友,2010(22):49-51.

[117] 彭迎春,苏宁,陈琦,何永洁,梁万年.社区卫生服务人员对机构绩效考核现状评价的调查研究[J].中国全科医学,2011,14(04):361-363.

[118] 彭迎春,苏宁,何永洁,梁万年.社区卫生服务机构岗位绩效考核指标

体系的制定[J].中国全科医学,2011,14(19):2127-2135.

[119] 戚晓明,郭志芹.社区居家养老服务机构发展中的问题及对策研究——基于南京市玄武区的调查[J].江苏社会科学,2017,(05):25-31.

[120] 祁峰,谭丽萍.完善非营利组织参与居家养老服务的对策[J].经济纵横,2015,(05):89-92.

[121] 邱妘.作业成本法与剩余生产能力管理[J].会计研究,2004(5):67-70.

[122] 沈林.社区公共卫生服务绩效评价研究[D].浙江大学,2009.

[123] 时春红,任小红,张银华,袁群,陈燕.养老机构护理风险管理的研究进展[J].解放军护理杂志,2016,33(05):43-46.

[124] 宋奎勐.我国五省基层卫生人员离职意愿和工作意愿及其影响因素研究[D].山东大学,2014.

[125] 孙明月,肖博伟.基于ERM视角解读内部控制与风险管理的关系[J].企业改革与管理,2016,(04):19-20.

[126] 孙玉凤,李林贵,徐凌忠,刘鸿宇,宋杰.西部某市社区卫生服务机构绩效考核执行情况分析[J].中国卫生事业管理,2014,31(04):254-255+310.

[127] 唐大鹏,吉津海,支博.行政事业单位内部控制评价:模式选择与指标构建[J].会计研究,2015,(01):68-75+97.

[128] 唐大鹏,李鑫瑶,刘永泽,高嵩.国家审计推动完善行政事业单位内部控制的路径[J].审计研究,2015,(02):56-61.

[129] 田五星,王海凤.大数据时代的公共部门绩效管理模式创新——基于KPI与OKR比较的启示与借鉴[J].经济体制改革,2017(3):17-23.

[130] 万和平,王颖,方律颖,陶雷,李水静,杨颖华,杨超."机构-社区-居家"养老格局下医养结合模式探索[J].中国卫生资源,2018,21(01):61-66.

[131] 汪丹梅,谭彦璇,唐宝国.从事后核算到过程控制的医院全成本管理研究[J].会计之友,2014(4):54-58.

[132] 汪霄,刘志国,朱彦霖.深度老龄化背景下养老机构火灾风险评价模型及其应用[J].老龄科学研究,2016,4(02):48-58.

[133] 王金凤,贺旭玲,初春虹.基于"路径—目标"权变理论的全面风险管理案例研究——一个煤炭企业的调查[J].审计研究,2017,(01):37-44.

[134] 王晶,彭博,熊焰韧,张萍,张娟.内部控制有效性与会计信息质量——西方内部控制研究文献导读及中国制度背景下的展望(一)[J].会计研究,2015,(06):87-95+97.

[135] 王曦,张永丽,陈康.基于AHP的节水型社会建设评价[J].人民黄河,2012,34(6):80-82.

[136] 王新茂.运用平衡计分卡构建社区卫生服务绩效评价指标体系[J].卫生经济研究,2013(07):41-44.

[137] 王兆为,欧阳间英,王海文,冯益权,彭子杰.社区卫生服务中心员工绩效考核方法探讨[J].中国全科医学,2013,16(37):3656-3658.

[138] 卫生部关于印发《医院管理评价指南(2008版)》的通知,卫医发[2008]27号.

[139] 吴春璇,陆锋.养老机构社会责任风险管理研究[J].经济研究参考,2017,(59):79-84.

[140] 吴克照.中小制造企业内部控制与财务风险防范问题研究[J].经济师,2013,(03):182-183.

[141] 吴少玮.我国城市社区卫生人力资源流动研究[D].华中科技大学,2010.

[142] 吴雯瑾.公立医院基于平衡计分卡的绩效评估体系的研究[D].上海交通大学,2013.

[143] 吴雅琴,鞠盈.会计信息化视角下养老机构内部控制优化策略研究[J].现代商业,2016,(32):191-192.

[144] 吴媛媛,雷志萍.高校公共危机施行风险管理的构想[J].长沙铁道学院学报(社会科学版),2011(1):243-245.

[145] 向琳,李俊东,张曾莲.构建中小企业对外投资风险与内部控制管理体系——基于企业风险管理框架的研究[J].财政监督,2013,(17):

10-12.

[146] 肖斌卿,李心丹,徐雨茜,陈垣桥.流程、合规与操作风险管理[J].管理科学学报,2017,20(12):117-123.

[147] 谢爱辉.浅议公立医院财务绩效评价指标设置[J].中国市场,2012(18):78-80.

[148] 谢东明.基于生态效益理念的我国企业环境绩效管理研究[J].财政研究,2012(11):28-31.

[149] 谢凡,曹健,陈莹,李颖.内部控制缺陷披露的经济后果分析——基于上市公司内部控制强制实施的视角[J].会计研究,2016,(09):62-67.

[150] 徐艳.大数据时代企业人力资源绩效管理创新[J].江西社会科学,2016(2):182-187.

[151] 薛雨辰.人口老龄化背景下城市养老问题探析[J].山西财税,2012,(09):15-16.

[152] 闫昕,雷行云,李娟,高星.国外社区卫生服务绩效管理和信息技术应用的现状研究[J].中国全科医学,2015,18(01):27-30.

[153] 杨非衡,倪娜娜,朱磊,杨桦,高运生,何欢,孙思伟,刘宝花.北京市朝阳区社区卫生服务机构绩效考核改革效果研究[J].中国全科医学,2016,19(04):386-391.

[154] 杨继良,尹佳音.作业成本法的新发展——时间驱动作业成本法简介[J].财会通讯,2005(2):25-28.

[155] 杨静蕾,郭瑞.时间驱动的作业成本法在城市配送服务定价中的应用研究[J].物流技术,2009,28(8):76-79.

[156] 杨开伦.时间驱动作业成本法在单病种费用核算中的应用[J].商业经济,2011(12):51-52.

[157] 杨录强.中航工业内部控制体系与全面风险管理体系整合研究[J].品牌(下半月),2012,(02):20-21.

[158] 杨萍.拓展融资来源推进养老设施建设[J].中国投资,2012,(03):76-79.

[159] 杨睿琴.企业内部审计对内部控制评审探讨[J].科技致富向导,

2011,(32):322.

[160] 杨头平,刘志学.基于时间驱动作业成本法的企业物流成本核算——基于时间驱动作业成本法[J].当代经济,2008(24):144-146.

[161] 杨亚军,杨兴龙,孙芳城.基于风险管理的地方政府债务会计系统构建[J].审计研究,2013,(03):94-101.

[162] 杨有红.论内部控制环境的主导与环境优化——基于内部控制系统构建与持续优化视角[J].会计研究,2013,(05):67-72+96.

[163] 姚卫光,魏国文,徐爱光,邱丽燕,陈卓,余红燕.广东省社区卫生服务机构卫生人力资源与工作现状的抽样调查[J].中国全科医学,2011,14(16):1779-1781.

[164] 游岚,蒲川.建立县级公立医院绩效评价体系的探讨——以重庆市为例[J].中国药房,2011(20):1914-1916.

[165] 于保荣,刘兴柱,袁蓓蓓,宫习飞,李娟,王庆.公共卫生服务的支付方式理论及国际经验研究[J].中国卫生经济,2007,(09):37-40.

[166] 余园园,金苗苗,余震,等.基于公益性浅析公立医院绩效考核体系[J].中国医院,2010,14(5):12-14.

[167] 张宝燕,张歆,赵显明,佟雪欣,张娜,刘曦惟,樊超,李俊洋,刘国祥,赵晓雯.城市社区与乡镇卫生院医务人员工作倦怠情况分析[J].中国医院管理,2017,37(04):58-60.

[168] 张川.中国企业非财务绩效考核的实践问题和研究挑战——基于文献研究的探讨[J].会计研究,2012(12):55-60.

[169] 张继德,郑丽娜.集团企业财务风险管理框架探讨[J].会计研究,2012,(12):50-54+95.

[170] 张蕾,刘诗强.上海市某区社区卫生服务绩效考核实践与思考[J].上海医药,2016,37(08):16-19.

[171] 张楠,李文,杨华,闫凌,孙晓杰.济南市社区卫生服务人员职业倦怠状况及影响因素分析[J].中国卫生事业管理,2013,30(07):493-496.

[172] 张朋.上海市社区卫生服务中心绩效评价体系研究[D].复旦大学,2014.

[173] 张青镇. 基于 SCOR 模型的社区养老服务供应链运作风险管理研究[D]. 广州:华南理工大学,2014.

[174] 张庆平,向吉美,师建华. 时间和距离驱动作业成本法在整车运输成本核算中的应用[J]. 物流技术,2011,30(5):83-84.

[175] 张文念. 基于平衡计分卡的医院科研绩效评估体系研究[D]. 上海交通大学,2014.

[176] 张颖. 时间驱动作业成本法在医院成本核算中的应用[J]. 新会计,2015(7):51-52.

[177] 张玉韩. 医院绩效管理中沟通的缺陷及对策[J]. 中国卫生资源,2008,11(6):270-270.

[178] 张仲,彭博识,傅冬梅,李莉,樊立华. 社区卫生服务绩效考核中标准工时的应用研究[J]. 中国全科医学,2015,18(04):383-386.

[179] 张作伟,万欣君. 改进闲置生产能力成本处理方法的意见[J]. 财会通讯,2004(21):67-67.

[180] 章晓懿,刘永胜. 利益相关者理论视角下的养老机构运行风险研究[J]. 上海交通大学学报(哲学社会科学版),2012,20(6):37-46.

[181] 郑琳莎. 沃尔比重评分修正及在医院财务绩效评价中的应用[J]. 中国卫生经济,2012,31(4):89-90.

[182] 周坤鹏. 构建共享养老机构内部控制机制的策略研究[J]. 商业经济,2017,(04):45-46+115.

[183] 周省时. 政府战略绩效管理与战略规划关系探讨及对领导干部考核的启示[J]. 管理世界,2013(1):176-177.

[184] 朱元琴. 对公立医院全成本管理的思考[J]. 经济研究参考,2004,23(76):71-72.

[185] 邹华,马凤领. 养老机构意外事件的风险因素系统分析[J]. 中国集体经济,2014,(18):159-160.

[186] 邹雨霞,黄振鑫,靳娟,张瑛. 广州市社区卫生服务中心工作人员职业倦怠及其影响因素调查研究[J]. 中国全科医学,2014,17(06):679-682.

后　　记

近年来,国家对于医疗机构、医疗资源的重视不言而喻。新制度的颁布,层出不穷的医疗体制改革,都让医院在迎来机遇的同时,有了更深的危机感。医院管理者应当自觉树立管理会计意识,深刻认识管理会计体系在医院管理中的重要作用。医院财务人员应积极转换角色,培养创新意识,提升业务能力,学习站在医院整体角度考虑问题,优化资源配置,提高管理水平。医院应建立健全考核制度,在传统财务指标中引入管理绩效指标,综合考评管理者业绩;鼓励会计人员积极参与单位管理活动,挖掘财务人员潜在价值,增加财务部门在医院管理中的话语权,确保管理会计制度在医院顺利实施,提高医院整体管理水平。

《关于全面推进管理会计体系建设的指导意见》规定,我国要在 5～10 年内基本搭建起符合中国特殊国情的管理会计体系。在政府的强力推进下,管理会计将越来越多地与医疗卫生机构经营活动相融合,推进会计工作信息化以及转型升级目标的实现,促进经济社会的可持续发展。目前我国的医疗体制改革在积极推进医生多点执业,鼓励民营资本进入医疗市场,医疗卫生机构面临的竞争逐步进入白热化阶段。传统以单位内部环境作为考核、管理、决策依据的管理会计已经不能适应全面市场竞争的需要。医院应进一步发展战略管理会计,在考察市场环境的基础上从长远战略上考虑医院的管理与发展问题。

本书作为发展医疗机构管理会计的参考还存在一定的不足,需要不断探索和改进:医疗行业属于知识高度集中的行业,医院绩效管理、成本核算、风险控制方案的设计需要兼具管理学和医学背景的复合型人才提供专业意见,由于本书作者并不是医学专业出身,在设计各项指标时可能不够专业和全面;本书所选取的医院有其特殊的环境和特点,设计的方案不能适用于所有医院,在实际运用时还需结合医院的自身情况;在目前补偿机制不够完善的情况下,绩效管理需要考虑公立医院的公益性和自身发展之间的平衡,这是本书没有讨论的问题,也是未来探索公立医院绩效管理的研究方向。